KETOG

ERNÄHRUNG

Faszinierende Rezepte Für Die Ketogene Diät

(Ihre Reise Zum Gewichtsverlust Kann Beginnen!)

Mario Becker

Published by Knowledge Icon

© **Mario Becker**

All Rights Reserved

Ketogene Ernährung: Faszinierende Rezepte Für Die Ketogene Diät
(Ihre Reise Zum Gewichtsverlust Kann Beginnen!)

ISBN 978-1-990084-84-3

Legal & Disclaimer

The information contained in this book is not designed to replace or take the place of any form of medicine or professional medical advice. The information in this book has been provided for educational and entertainment purposes only.

The information contained in this book has been compiled from sources deemed reliable, and it is accurate to the best of the Author's knowledge; however, the Author cannot guarantee its accuracy and validity and cannot be held liable for any errors or omissions. Changes are periodically made to this book. You must consult your doctor or get professional medical advice before using any of the suggested remedies, techniques, or information in this book.

Upon using the information contained in this book, you agree to hold harmless the Author from and against any damages, costs, and expenses, including any legal fees potentially resulting from the application of any of the information provided by this guide. This disclaimer applies to any damages or injury caused by the use and application, whether directly or indirectly, of any advice or information presented, whether for breach of contract, tort, negligence, personal injury, criminal intent, or under any other cause of action.

You agree to accept all risks of using the information presented inside this book. You need to consult a professional medical practitioner in order to ensure you are both able and healthy enough to participate in this program.

Table of Contents

Was versteht man unter ketogener Ernährung?

Bei der ketogenen Ernährung handelt es sich um eine Ernährungsform, die hauptsächlich aus fettreicher Nahrung besteht. Auf Kohlenhydrate wird hingegen so weit wie möglich verzichtet. Die Ernährungsumstellung bewirkt, dass sich der Stoffwechsel im Körper den Veränderungen anpasst und gezielt in die Ketose geführt wird. Um was für Vorgänge es sich dabei genau handelt, werden Sie in den folgenden Kapiteln erfahren.

In der Regel sollte die klassische ketogene Ernährung zu höchstens 4% aus Kohlenhydraten bestehen, was etwa einer Menge von 20 Gramm entsprechen sollte. Neben etwa 6%-8% Eiweiß sollte sich der Rest der Ernährung, also knapp 90%, aus Fetten zusammensetzen.

Die erlaubten Kohlenhydrat Mengen in der ketogenen Ernährung werden hauptsächlich durch Gemüse bezogen, während Lebensmittel wie Brot, Reis, Nudeln, Kartoffeln oder Zucker nicht erlaubt sind. Die in der normalen Ernährung typischen

Kohlenhydrat-Lieferanten entfallen also bei dieser Ernährungsform komplett. Süßigkeiten sind nicht erlaubt und auch Obst ist größtenteils aufgrund des hohen Fruchtzuckergehaltes verboten. Stattdessen sollten Sie zu kohlenhydratarmem Gemüse wie Brokkoli, Zucchini oder Gurke greifen. Hauptsächlich besteht die ketogene Ernährung aus fetthaltigen Lebensmitteln sowie tierischen Produkten wie Fleisch, Wurst, Fisch oder Eiern, Milchprodukten oder Tofu, weil diese jede Menge Proteine enthalten.

Im Grunde handelt es sich bei der ketogenen Ernährung um eine extreme Form der kohlenhydratreduzierten Ernährung, die auch als Low Carb bezeichnet wird. Bei der ketogenen Ernährung entstehen im Körper durch biochemische Prozesse die sogenannten „Ketonkörper", die für die Ketose wichtig sind. Die Ernährung ist also ketogen, das heißt Ketonkörper generierend. Auf biochemischer Ebene wird durch die ketogene Ernährung der Fastenprozess imitiert, sodass neben zahlreichen weiteren Vorteilen auch ein großer Gewichtsverlust möglich ist.

Die ketogene Ernährung in Kürze

- Extrem kohlenhydratarme Ernährungsform

- Insulinausschüttung wird minimal gehalten
- Fettverbrennung steigt stark an
- Leber produziert Ketonkörper aus Fettsäuren
- imitiert auf biochemischer Ebene das Fasten
- qualitativ hochwertiges Fett als wichtigster Energieträger
- als Energieträger für das Gehirn werden von der Leber Ketonkörper produziert und im Körper, vor allem im Gehirn, verteilt
- *während der Produktion der Ketonkörper befindet sich der Körper in der sogenannten Ketose*

Kapitel 1 – bin ich dankbar!

Unserer Gesellschaft findet neue Wege, um unseren Lebensstil zu verbessern. Die Anwesenheit von öffentlichen Turnhallen, Fitnessgeräte für Verkauf, freies Training apps auf Ihrem Mobiltelefon oder Tablet und vieles mehr, sind der Beweis, dass wir unsere Zukunft, um einen besseren Lebensstil planen, die passen oder die Ergebnisse, die Sie benötigen. Bewegung ist eine wichtige Komponente zur Erreichung des genannten Ziels, aber musst du auch eine Diät haben, die Ihr Training Bedürfnissen entsprechen würde. Forscher haben bewiesen, dass Essen die richtige Nahrung in der richtigen Menge, kombiniert mit einer nicht so intensiv Übung eine bessere Möglichkeit, als Essen, was Sie wollen und die Durchführung von einem intensiven Training danach abnehmen. Wenn Sie Gewicht verlieren möchten, planen Sie Ihre Ernährung zuerst bevor Sie irgendetwas anderes tun. Viele Diätpläne leicht über die Bibliothek oder das Internet zugegriffen werden kann, so stellen Sie sicher, dass Ihre Ressource zuverlässig ist. Einige von denen sind die Atkins-Diät, vegetarische Ernährung, vegane Ernährung, Rohkost, Mittelmeer-Diät und ketogene Diät.

Ketogene Diät ist heutzutage eines der beliebtesten Diäten. Bevor wir, auf die Ernährung selbst anfangen, lassen Sie uns definieren Sie ein paar Begriffe, die uns ein besseres Verständnis dessen, was ketogene Diät ist helfen würde. Ketose ist zunächst eine Form der Zucker wie Fruktose, mit in seine Gruppe ein Keton acylic Formular pro Molekül. Keton wird jede Klasse von organischen Verbindungen zeichnet sich durch eine Carbonylgruppe mit zwei Kohlenstoffatomen verbunden. Dies kann beobachtet werden, suchen wir auf die chemische Struktur der Ketose. Ketonkörper, Acetate und Hydroxybuttersäure als schädliche Stoffwechsel - im Urin von Patienten mit diabetischen Ketoazidose galten. Aber es nahm sich Zeit für die Forscher feststellen, dass die Herstellung von Keton Körper sind normalerweise durch unsere Leber produziert dann exportiert, um als eine alternative Kraftstoff oder Energie-Quelle für die meisten extra hepatischen Gewebe dienen. Um es allen zu, ist Ketose ein Zucker, der eine alternative Energiequelle bekannt als Keton enthält. Ketose ist eine metabolische Prozess in unserem Körper, die eine extrem hohe Fettverbrennung hat. Durch Ketonkörper, unsere Gehirnfunktionen nach von Fett in der Leber umgewandelt. Vor allem gesteuert wird dies der Insulinspiegel die Person, die diese Diät, denn es verantwortlich für das

Substrat erforderlich ist, um die Ketose zu unterziehen.

Die ketogene Diät wurde zunächst entwickelt, um Menschen mit Epilepsie zu behandeln aber wurde nun ersetzt durch Anti-Anfall Medikamente, vergeblichen Gehirnchirurgie zu ertragen. Jetzt hat diese Behandlung verwendet worden, um Gewicht zu verlieren. Diese Diät erfordert weniger Kohlenhydrate, moderaten Protein und mehr Fett Diät Gewohnheit. Die Einnahme von Kohlenhydraten sollte nur von 20 bis 60 Gramm pro Tag variieren. Der tägliche Eiweißbedarf sollte erreicht werden, dies wäre abhängig von Körpergröße, Gewicht, Geschlecht, Alter und der Art der Workout-Routine, die Sie haben. Und diese Diät konzentriert sich auf die Kalorien, die durch das Fett aufgefüllt werden. Dies wird berücksichtigt, denn ca. 20-25 % der Kalorien aus Protein, 5-10 % aus Kohlenhydraten, 70-7 5 % aus Fett. Wenn Sie sich Fragen, warum Fett ist derjenige, der meisten f die Kalorien berücksichtigt hat, ist dies denn Fett wenig oder keinen Effekt auf Ihren Blutzucker und Insulinspiegel. Während Proteine wurden aufgegriffen, mehr als was benötigt wird, führt dies sicherlich zu hohen Insulinspiegel. Insulin steuert die Freilassung und die Verbrennung der Fettsäuren, hohen Insulinspiegel werden in dieser

Produktion ein Ende setzen, so werden keine vorhandenen Substrate, die in Ketose benötigt werden. Sind Sie besorgt über die Energie, die Sie gehen zu müssen, für die Erarbeitung, keine Sorgen Sie mehr. Unter Kohlenhydraten, Eiweiß und Fette, auch genannt als Lipide Kohlenhydrate ist unsere übliche Quelle der Energie während Protein in den Muskeln gespeichert wird, während Lipide nur gespeichert sind. Mit dieser Diät, durch unzureichende Menge an Kohlenhydraten, wird Ihr Körper einen alternativen Kraftstoff für Ihre Zellen perfekt funktionieren brauchen; Hier wird die Rolle der Lipide und Fettsäuren sehr wichtig. Verbrennung von Fetten gibt zehn Mal mehr Energie als Kohlenhydrate tut.

Beteiligung an dieser Art von Diät plus Ihr Workout-Routinen lässt Sie mit zwei Optionen zu folgen, TKD, auch bekannt als gezielte Keto Diät, oder CKD, zyklische Keto Diät. Gibt es Unterschiede in dieser Diät-Plan. Die gezielte Keto-Diät ist eine bessere Wahl, wenn Ihr Trainingsprogramm mehr Belastung und intensiven Bewegungen beinhaltet, da dies möglicherweise einige Kohlenhydrate gut durchzuführen. Diese Diät erfordert, dass Sie direkt vor und direkt nach dem Training Kohlenhydrate zu essen. Auf der anderen Seite erfordert zyklische Keto Diät oder CKD Sie die minimale Einnahme von 20 bis 60 Gramm pro Tag während der Woche für Ihre Workout-Routine, die würde sicherlich zum Abbau der Glykogen-Versorgung der Muskulatur, dann nachholen oder am Wochenende viele Kohlenhydrate zu essen. Dies geschieht, um Ihre Muskelglykogen in Reihenfolge für Sie gut in Ihr Training durchführen, für die folgende Woche zu verjüngen. Wenn Sie dies tun, werden Sie in der Regel schneiden die Fette von Ihrem Speiseplan und nehmen nur Kohlenhydrate und Proteine.

Diese Diät ist sehr effektiv, wenn Sie die Fette auf Ihrem Bauch, Oberschenkel und Arme oder in irgendeinem Teil Ihres Körpers verlieren wollen. Diese Diät Bedingungen Ihren Körper niedriger Ebenen von Ihrem Fett speichern Hormoninsulin, daher Fettdepots werden erschöpft sein, um die gespeicherte Energie in ihnen einsetzbar führt zum Schrumpfen der Fette im Körper abgelagert. Dieses hilft auch Ihnen, im Einklang mit der Diät zu halten, weil Sie wollen konsumieren weniger Mengen an Kalorien und abnehmen ohne Hunger auch Gefühl.

Gibt es innovative Technologien, die Ihnen zu behalten Ihre Keton-Ebene zur Verfügung stehen. Dies besteht aus einer Nadel, die eine Probe deines Blutes nehmen würde und dieses Gerät zeigt sofort Ihre Blutspiegel Keton in nur wenigen

Sekunden. Diese Diät ist sehr effektiv, wenn die richtigen Voraussetzungen erfüllt wurden. Aber denken Sie daran, dass Sie konsultieren müssen, einen Arzt oder Kliniken, die Pläne zu, bei denen ketogene Diät bieten, bevor Sie sich in all diese nehmen. Außerdem tust du das für Ihre eigene Gesundheit.

Definition der ketogene Diät

Ketogene Diät ist im Grunde eine kohlenhydratarme Ernährung wo Ketone in der Leber durch den Körper zu einer Ersatz-Energiequelle produziert. Diese Diät ist auch bekannt als Keto Diät, Low-Carb fettreich (LCHF), low-Carb-Diät etc.. Da unser Körper sehr viel Kohlenhydrate gewöhnt ist, verbrauchen wir normalerweise eine kohlenhydratreiche Ernährung, die Glukose und Insulin produziert.

• Glukose ist die Hauptenergiequelle des Körpers wird das einfachste Molekül in Energie umgewandelt werden

• Insulin ist die Chemikalie produziert in den Blutkreislauf, die Glukose zu verarbeiten.

Fette sind in der Regel in unserem System gespeichert, da unsere primäre Energiequelle Glucose, vor allem auf eine kohlenhydratreiche Ernährung ist. Durch die Reduzierung der Kohlenhydratzufuhr, Einführung der Ketose im Körper um Ketone zu produzieren.

• Ketose findet statt, wenn in unserem System gibt es Essen Verbrauch niedriger. Mit Hilfe dieses Verfahrens kann der Körper überleben, selbst wenn die Nahrungsaufnahme verringert wird.

• Ketone sind das Produkt der Fettspeicherung in der Leber abgebaut, während des Prozesses der Ketose.

Diese Methode verhungert Kohlenhydrate und keine Kalorien. Da der Körper sehr anpassungsfähig ist, wenn du nimmst hinweg Kohlenhydrate seinen Willen suchen eine andere Energiequelle, die sind leicht zugänglich für den Verzehr und da Fett nur im Speicher es beginnt zu brennen und produzieren Ketone.

Wenn du verschiedene Aktivitäten werden unterschiedlichen Energieniveaus benötigt tust, so müssen Sie wissen, welche am besten für Sie passt. Die Nährstoffe sollten richtig genutzt werden, so dass Sie den Effekt auch optimal nutzen können. Manche Menschen finden es schwer, aus den folgenden Gründen zu halten

Zu viel oder zu wenig Eiweiß:

Ketose klopfen Sie heraus oder Muskel Masse Erschöpfung.

Zu viele oder zu wenig Fette:

Wenn Sie hohe Fettspeicherung haben, dann ist die Tendenz, dass Sie gewinnen werden mehr Fett in Speicher oder wenn Sie zu wenig nicht genug Energie, um Ihre Aktivität zu erhalten müssen Sie.

Zu viele Kohlenhydrate:

Da das Ziel ist, aus Glukose, Ketone zu wechseln, wird eine höhere Kohlenhydratzufuhr machen Sie Ihren Körper zurück zu regelmäßigen high-Carb-Diät und wieder fette eingelagert.

Da Individuen Unterschiede haben ist der Schlüssel experimentieren, auf denen die ideale Methode zur Gewichtsabnahme für Sie ist. Sie haben die Freiheit zu wissen, welche am besten passt. Einige haben einer wöchentliche Carb-Last und manch ein CDK 15 Tag Therapie arbeiten für sie.

TIPP: Während des INTENSIVEN Trainings können Kohlenhydrate und Ketose koexistieren. Je nach körperlicher Entwicklung und Leistung in Ihrer Tätigkeit sollte nicht Sie mehr als Ihre aktuelle Kohlenhydratzufuhr verbrauchen.

Zwiebel und kitschig Quiche

Zutaten:

ca. 5-6 Tassen zerkleinerte coly Jack Käse oder Sie können Münster (in zwei Hälften zu teilen)

2 El Butter (fügen Sie mehr um die Pfannen zu Fett)

1 große gehackte fein Zwiebel (weiß)

12 Stück große Größe Eiern (Freilandhaltung oder Bio)

2 Tassen Sahne

1 Teelöffel Salz

1 Teelöffel schwarzer Pfeffer (Boden)

2 Teelöffel Thymian (getrocknet)

Anfahrt:

1. Heizen Sie Ihren Backofen auf 350 Grad.

2. mit einer Pfanne Butter schmelzen, über mittlere bis niedrige Hitze dann das Gemüse hinzufügen und Braten, bis die Zwiebel wird weich und transparent. Vom Herd nehmen und beiseite stellen.

3. verteilen Sie etwas Butter in einer Pfanne 10-Zoll-Quiche oder können auch tiefe Torte Pfannen. Platz 2 Tassen geriebenen Käse am unteren Rand der Butter schwenken dann gleichmäßig einen halben Tasse sautiertem Gemüse auf jeder Pfanne hinzufügen.

(4) mit einem großen, große Rührschüssel, Riss 12 Eiern. Fügen Sie Sahne und die Gewürze hinzu und dann wischen Sie sie alle zusammen, bis gut vermischt und schaumig. Gießen Sie die Hälfte der Mischung auf die Pfanne mit Gemüse und Käse. Verwenden Sie eine Gabel sanft, Gemüse und Käse, Sahne-Ei-Mischung gleichmäßig verteilen.

5. Stellen Sie die Quiche-Pfannen in den Ofen. Stellen Sie sicher, dass Sie eine halbe Zoll Raum zwischen den einzelnen Quiche lassen dann backen ca. 20-25 Minuten oder bis die Quiche setzt und wird geschwollen und golden in der Mitte. Eine andere Möglichkeit zu überprüfen, ob die Quiche ist bereits gekocht ist mit einem Messer und in der Mitte einsetzen. Wenn es sauber herauskommt, dann bedeutet dies, dass Ihre Quiche bereits gekocht wird.

6. geschnitten Sie die Quiche auf 6 gleiche Portionen. Heiß servieren und genießen!

7. Sie können halten Sie den Rest der Quiche im Inneren des Kühlschrankes und sie am nächsten Tag in der Mikrowelle erhitzt. Wenn Sie sie auf einem Gefrierschrank aufgeben, es dauert zwei Wochen und im Inneren des Kühlschrankes, das wird eine Woche lang dauern.

Zwiebelomlette

Zutaten:
4 Eier
2 EL Mozzarella, geraspelt

1/2 Paprika, geschnitten

1/2 Frühlingszwiebel, geschnitten

Salz

Pfeffer

Öl

Die vier Eier in einer Schüssel verquirlen und eine Prise Salz und Pfeffer hinzugeben. Öl in einer Pfanne auf geringer Stufe erhitzen und die Eier hineingießen. Mit dem Mozzarella, den Paprikastücken und den geschnittenen Frühlingszwiebeln belegen und langsam stocken lassen.

Montag - Frühstück

Zutaten für Rührei:
30 g Butter

2 Eier

Prise Salz und Pfeffer

Zubereitung

1. Die Eier in eine kleine Schüssel geben und mit einer Gabel mit etwas Salz und Pfeffer verquirlen.
2. Die Butter in einer beschichteten Pfanne bei mittlerer Hitze schmelzen. Pass genau auf - die Butter sollte nicht braun werden!
3. Gießen Sie die Eier in die Pfanne und rühren Sie für 1-2 Minuten, bis sie cremig und gekocht sind. Denken Sie daran, dass die Eier auch dann noch kochen, wenn Sie sie auf Ihren Teller gelegt haben.

Übersicht pro Portion

Netto-Kohlenhydrate: 1% (1 g)
Faser: 0 g
Fett: 85% (31 g)
Protein: 14% (11 g)
kcal: 327

Frühstück: Rühreier mit Speck

Zubereitungszeit: 10 Minuten

2 Portionen

Zutaten:

4 Eier

50g Speck, gewürfelt

1 Schuss Milch

etwas Butter

Salz und Pfefferstreuer

Muskat

Currypulver

Schnittlauch

Zubereitung:

1.   In einer Pfanne die Butter schmelzen lassen und den Speck kurz anbraten.
2.   Währenddessen die Eier mit den Gewürzen, den frischen Schnittlauch und einem guten Schuss Milch verquirlen.

3.   Dann in die Pfanne geben und auf mittlerer Hitze zum Stocken bringen.

4.   Sobald alles gestockt ist, das fertige Rührei in eine vorgewärmte Schüssel füllen und servieren.

Nährwertangaben: 182kcal/1g Kohlenhydrate/15g Fett/11g Protein

Cremige Kürbissuppe mit Ingwer

Zutaten für 4 Portionen:

- 1 Zwiebel
- 500 g Hokkaidokürbis
- 2 Möhren
- 1 Liter Gemüsebrühe
- Salz
- Pfeffer
- Muskat
- gemahlener Ingwer
- geröstete Mandelblättchen und Créme Fraîche zum Garnieren

Zubereitung:

1. Hokkaidokürbis waschen, trocknen, entkernen und würfeln.
2. Möhren putzen, schälen und ebenfalls würfeln.
3. Kürbis und Möhrenwürfel in der heißen Butter schmoren.
4. Gemüsebrühe angießen, alles aufkochen und etwa 15 Minuten köcheln lassen.
5. Suppe anschließend pürieren und mit Salz, Pfeffer, Muskat und gemahlenem Ingwer abschmecken.

6. Mit gerösteten Mandelblättchen und Créme Fraîche garniert servieren.

Schnelle Jalapeno Cheddar Waffeln

Suchst du nach einer süßen und schmackhaften Mahlzeit, welches du zum Frühstück zu dir nehmen kannst? Schau nicht weiter, denn hier kommt ein temperamentvolles Gericht, indem Cheddar Käse mit Jalapenos vereint wird, um einfaches, aber dennoch leckeres Gericht innerhalb von 15 Minuten zu zaubern!

Vorbereitungszeit: 8 Minuten

Kochzeit: 7 Minuten

Portionen: 2 Portionen

Zutaten:
- 85 g Frischkäse
- 1 Teelöffel Flohsamenschalen-Pulver
- 3 Eier, vorzugsweise groß und organisch
- 1 Jalapeno, klein
- 1 Esslöffel Kokosnussmehl
- Meeressalz, zum Abschmecken
- 1 Teelöffel Backpulver
- Pfeffer, zum Abschmecken
- 28 g Cheddar Käse

Zubereitungsmethode:

1)   Du beginnst damit, alle Zutaten miteinander zu kombinieren, außer den Käse und die Jalapeno, indem du eine mittelgroße Schüssel nimmst und diese mit Hilfe eines Pürierstabes vermischst. (Tipp: Wenn du keinen Pürierstab besitzt, kannst du diese auch in einer Küchenmaschine vermischen.)

2)   Wenn sich alles miteinander gut verbunden hat, rühre den Käse und die Jalapeno in die Schüssel unter und vermenge diese erneut mit einem Pürierstab, bis diese ordentlich miteinander vermischt sind.

3)   Erhitze danach das Waffeleisen und sobald es heiß ist, gieße den Brei hinein und erhitzte die Menge für fünf bis sechs Minuten oder bis sie gekocht ist und eine goldgelbe Farbe besitzt.

4)   Entferne danach die Waffel aus dem Waffeleisen und lege sie auf einen Teller.

5)   Vollende das Gericht mit einem Belag deiner Wahl und genieße dein geschmackvolles Frühstück.

Tipp: Dieses Gericht passt gut mit Avocado und vollfetter Sauerrahm zusammen.

Nährwertangaben:

- ☐ Kalorien – 338 kcal
- ☐ Fett – 28gm
- ☐ Kohlenhydrate – 3gm
- ☐ Eiweiß– 16gm
- ☐ Ballaststoffe– 3gm

Mit Hühnchen gefüllte Avocado

Eine zerstampfte, cremige Avocado ist eine gute Quelle an einfachen und mehrfach ungesättigten Fetten und Fettsäuren, Ölsäure, Palmitoleinsäure und Omega-6-Linolsäure. Studien zeigen, dass eine mediterrane Ernährung, die reich an einfachen, ungesättigten Fettsäuren ist, helfen das Lipoprotein niederer Dichte oder das schlechte Cholesterin zu verringern und das Lipoprotein hoher Dichte oder das gute Cholesterin zu erhöhen. Dies verhindert eine Ein-Gefäß-Erkrankung als auch Anfälle, indem ein gesunder Fettgehalt gefördert wird.

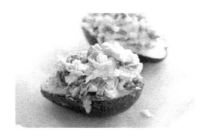

Kochzeit: 00 min

Vorbereitungszeit: 10 min

Portionen: 4

Zutaten

- 4 mittelgroße Avocados
- 3 Tassen Hühnchen, gekocht
- 1/2 Tassen Mayonnaise
- 4 Esslöffel Sauercreme
- 2 Teelöffel Thymian, getrocknet
- 2 Teelöffel Paprika
- 1 Teelöffel Zwiebelpulver
- 1 Teelöffel Knoblauchpulver
- 1/2 Teelöffel Cayennepfeffer
- 4 Esslöffel frischer Limettensaft
- 1/2 Teelöffel Salz

Zubereitung

1. Schneiden Sie das gekochte Hühnchen in kleine Stücke.
2. Würzen Sie es mit Mayonnaise, Sauercreme, Thymian, Pfeffer, Zwiebelpulver, Knoblauchpulver, Limettensaft und Cayennepfeffer und Salz

3.   Mischen Sie alles gut. Löffeln Sie die Mitte der Avocado aus, indem Sie ½ - 1 Inch des Fleisches herausnehmen. Schneiden Sie die Avocado in kleine Teile. Geben Sie die geschnittene Avocado mit dem Hühnchen und dem Gemisch in eine Schüssel. Füllen Sie jede Avocado mit dem Hühnchen-Avocado-Gemisch und genießen Sie es.

Warum dies gut für Sie ist

1.   Niedrig an Zucker
2.   Hoch an Niacin
3.   Hoch an Phosphor
4.   Sehr hoch an Selen
5.   Hoch an Vitamin B6

Nährwerte

Kalorien 465, Kalorien aus Fett 185

Fett 20.6g , gesättigtes Fett 3.8g

Transfette 0.0g ,Cholesterin 146mg

Natrium 156mg , Kalium 1035mg

Kohlehydrate 12.8g , Ballaststoffe 7.8g

Zucker 3.0g ,Proteine 58.0g

Makronährstoffe in Relation:

Kalorien aus Kohlehydraten (3.5%), Proteine (22.4%), Fett (74.1%)

Weiße Schokolade und Mandel Protein Drink

Zutaten:

- ½ Tasse Eis (crushed)

- 2 Esslöffel Weißeschokoladen-Sirup

- 3 Schippen Molkepuder (Vanillegeschmack)

- 3 oz. Sahne

- 15 oz. Ungezuckerte Mandelmilch

Zubereitung:
Füge alle Zutaten in einen Mixer und vermische sie solange bis eine gleichmäßige Flüssigkeit entsteht.

Chicken Piccata

Zutaten:

4 (4 Unzen) Stücke halbiert ohne Knochen und ohne Haut Hähnchenbrust
¼ Tasse gewürfelter butter
½ Teelöffel Pfeffer
½ TL Salz
1 EL Rosmarin
1 El Thymian
¼ Tasse frischer Zitronensaft
¼ Tasse Wasser

Anfahrt:

1. Glätten Sie die Hähnchenbrust in ½ Zoll dicke.
(2) in einem Zip-Lock Beutel kombinieren Sie, Pfeffer, Salz, Rosmarin und Thymian. Fügen Sie das Huhn, jeweils einzeln und schütteln zu beschichten.
(3) in einer Antihaft-Pfanne braun die Hähnchenbrust in Butter bei mittlerer Hitze. Frischer Zitronensaft und Wasser hinzufügen. Zum Kochen bringen. Reduzieren Sie die Hitze und köcheln lassen, ohne Deckel, für ca. 12 bis 15 Minuten.

Mittwoch - Abendessen

Zutaten für Keto Carbonara
75 g Speck oder Pancetta, gewürfelt

¼ EL Butter

75 ml Schlagsahne

15 g Mayonnaise

Prise Salz und Pfeffer

frische Petersilie, gehackt

225 g Zucchini

1 Eigelb

20 g geriebener Parmesankäse

Zubereitung

1.   Die Sahne in einen Tiopf geben und zum Kochen bringen. Senken Sie die Hitze und lassen Sie sie ein paar Minuten kochen, bis sie um ein Viertel reduziert ist.
2.   Speck in Butter anbraten bis er knusprig ist. Das Fett behalten für später.
3.   Die Mayonnaise in die Sahne einrühren. Mit Salz und Pfeffer abschmecken und kochen lassen, bis die Mayonnaise durchgewärmt ist.

4. Machine Sie Spiralen aus der Zucchini mit einem Spiralschneider. Wenn Sie keinen Spiralschneider haben, können Sie dünne Zucchinistreifen mit einem Kartoffelschäler machen.

5. Fügen Sie der warmen Sahnesauce die Spiral Zucchini hinzu. Auf den Teller verteilen und mit Speck, Eigelb, Petersilie und reichlich frisch geriebenem Parmesan belegen.

6. Speckfett darüber geben und sofort servieren.

Übersicht pro Portion

Netto-Kohlenhydrate: 4% (9 g)
Faser: 2 g
Fett: 84% (80 g)
Protein: 11% (25 g)
kcal: 860

Spinat-Salat mit Feta Vinaigrette Dressing

Zubereitungszeit: 15 Minuten

2 Portionen

Zutaten:

Für den Salat:

80g junger Blattspinat

60g rote Zwiebeln

50g Blauschimmelkäse (z.B. Roquefort oder Gorgonzola)

35g gehackte Nüsse (z.B. Mandeln oder Macadamias)

70g Bacon (Frühstücksspeck), ca. 7 Streifen

Für das Dressing:

20ml Olivenöl

10ml Rotweinessig

1 Knoblauchzehe

50g Fetakäse

40g Bacon (ca. 4 Streifen)

Zubereitung:

1. Die Spinatblätter waschen, trocknen und in eine Schüssel legen.
2. Rote Zwiebeln in dünne Ringe schneiden und zu dem Spinat geben.
3. Die 110g Bacon anbraten (inkl. Bacon des Dressings), aus der Pfanne nehmen und in Küchenpapier abtropfen lassen.
4. Den Blauschimmelkäse, die Nüsse und den Bacon fein zerhacken. 70g des Bacons, die zerhackten Nüsse und den Käse zum Salat geben.
5. Nun für das Dressing den Knoblauch und den Feta zerkleinern und mit den restlichen Zutaten gut vermengen. Vor dem Servieren über den Salat gießen.

Nährwertangaben pro Portion:
630kcal/6g Kohlenhydrate/50g Fett/34g Protein

Honig-Quark mit Mandeln

Zutaten für 4 Personen:

- 400 g Magerquark
- 125 ml Milch
- 2 EL Honig
- abgeriebene Schale von ½ unbehandelten Limette
- 2 EL gemahlene Mandeln
- 1 Prise gemahlene Vanille
- 4 EL Sahne

Zubereitung:

1. Den Magerquark mit der Milch, dem Honig und der abgeriebenen Limettenschale cremig rühren.
2. Die gemahlenen Mandeln und die gemahlenen Vanille unterrühren.
3. Zum Schluss die Sahne steif schlagen und unter den Quark heben.
4. Sofort servieren.

Quarkspeise

Die Quarkspeise (süß) schmeckt gut zum Frühstück, zum Nachtisch oder zwischendurch; hat nur wenige Kohlenhydrate und ist ein hervorragender Eiweiß Lieferant.

Zutaten

- 100 g Speisequark, (3,2 g KH/100 g)
- 50g Sojamilch (0,1 g KH/100 g)
- 10g Eiweißpulver Vanille (3,8 g KH/100 g)
- 20g Leinsamen geschrotet (0,0 g KH/100 g)
- 10 g Kokosraspel (6,4 g KH/100 g)
- 10 g Mandeln gehackt (3,0 g KH/100 g)
- 20 g Himbeeren (4,8 g KH/100 g)
- Süßstoff flüssig

Zubereitung

1. Den Quark mit der Sojamilch glattrühren.
2. Alle übrigen Zutaten unterrühren.
3. Mit dem Obst verzieren.
4. Nach Geschmack süßen.

Kidney-Bohnen und Freunde Salat

Zutaten:
- 1 Gurke

- 1 Dose Kidney-Bohnen

- 100g festen Tofu

- 1 Tomate

- Handvoll frisch gehacktes Basilikum

- Salz und frisch gemahlenen schwarzen Pfeffer nach Geschmack

- 4 Esslöffel Salatdressing nach Wahl

Zubereitung:
- Füge die Gurke, die Kidney-Bohnen, den Tofu, die Tomate und das Basilikum in eine Schüssel. Übergieße sie mit dem Dressing.

- Nach Wunsch kann ein Käse nach Wahl dazu gereicht werden.

Zitrus-Thunfisch-Steak

Zutaten:

4 (6 Unzen) Stück Thunfisch-steaks
½ Tasse Zitrone Saft
½ Tasse Limettensaft
1 Teelöffel Dillunkraut
2 Teelöffel gehackte frische Ingwerwurzel
2 Teelöffel zerkleinerte Paprikaflocken

Anfahrt:

(1) in eine Rührschüssel geben Zitronensaft, Limettensaft, Dillunkraut, Ingwerwurzel und Paprikaflocken zu kombinieren. ¼ Tasse für Heften zu entfernen. Gießen Sie die restliche Marinade in eine Zip-Lock-Beutel. Hinzufügen der = Thunfisch-Steaks. Verschließen Sie Zip-Lock Beutel und drehen Sie die Thunfisch-Steaks zu beschichten. Kühlen Sie während ca. 30 Minuten marinieren.
2. entnehmen Sie die Thunfisch-Steak aus der Zip-Lock-Beutel. Den Thunfisch abtropfen lassen und die Marinade zu verwerfen. Grillen Sie den Thunfisch in ein Grillrost bei mittlerer Hitze ohne Deckel, für etwa 6 bis 8 Minuten auf jeder Seite häufig mit der reservierten Marinade begießen.

3. übertragen Sie auf einen Teller anrichten Sie und mit heißen.

Samstag – Mittagessen

Zutaten für Keto Quesadillas

Keto Tortillas

2 Eier

170 g Frischkäse

1½ TL (4 g) gemahlenes Flohsamenschalen Pulver

1 EL (8 g) Kokosnußmehl

½ Teelöffel Salz

Füllung
150 g geriebener mexikanischer Käse

30 g Blattgemüse

1 EL Olivenöl, zum Braten

Zubereitung – Tortillas

1.   Den Ofen auf 200 ° C vorheizen.
2.   Schlagen Sie die Eier bis sie locker sind. Fügen Sie den Frischkäse hinzu und schlagen Sie weiter, bis der Teig glatt ist.
3.   In einer kleinen Schüssel Salz, Flohsamenschalenpulver und Kokosmehl mischen und gut vermischen. Fügen Sie die Mehlmischung

in den Teig beim Schlagen hinzu. Lassen Sie den Teig einige Minuten ruhen. Der Teig sollte dick wie Pfannkuchen Teig sein.

4.   Pergamentpapier auf ein Backblech legen. Verwenden Sie eine Spatel, um den Teig über das Pergamentpapier in ein großes Quadrat zu verteilen. Wenn runde Tortillas wollen einfach in der Pfanne braten.

5.   Backen Sie in der oberen Ebene für ca. 5-7 Minuten. Die Tortilla ist fertig wenn die Ränder etwas braun sind. Behalten Sie sie im Auge

6.   Die große Tortilla in kleinere Stücke schneiden

Quesadillas

1.   Erhitzen Sie eine kleine, nicht haftende Pfanne. Bei Bedarf Öl (oder Butter) hinzufügen. Eine Tortilla in die Bratpfanne geben und mit Käse, einer Handvoll Blattgemüse bestreuen und mit etwas mehr Käse bestreuen und mit einer weiteren Tortilla belegen. Jede Quesadilla für etwa eine Minute auf jeder Seite anbraten. Sobald der Käse schmilzt ist die Quesadilla fertig.

Übersicht pro Portion

Netto Kohlenhydrate: 4% (5 g)
Faser: 3 g
Fett: 78% (41 g)
Protein: 18% (21 g)

kcal: 473

Low Carb Pizza

Zubereitungszeit: 45 Minuten

2 Portionen

Zutaten:

Für den Boden:

4 frische Eier (Klasse M)

200 g geriebener Käse (im Supermarkt gibt es fertige Gratin/Pizza-Mischungen)

150 g Frischkäse (mind. 16% Fettanteil)

Für den Belag:

200 g Tomatenstücke aus der Dose

50 g Tomatenmark

½ Knoblauchzehe

100 g Mozzarella

Salz, Pfeffer, Oregano und Basilikum

Empfohlener Belag: Salami, Thunfisch (in diesem Beispiel 100 g verwendet), Hühnchen, Schinken, Feta, Oliven, Zwiebeln

Vorbereitung:

Backofen auf 180 Grad vorheizen

Zubereitung:

1. Die Eier und den Frischkäse gut verrühren. Den geriebenen Käse hinzugeben und die Teigmasse auf einem ausgelegten Blech verteilen.
2. Das Blech in den Ofen geben und ca. 30 Minuten garen.
3. Währenddessen die Tomatenstücke und das Tomatenmark mit einer zerkleinerten Knoblauchzehe verfeinern und mit Salz, Pfeffer, Oregano und Basilikum würzen.
4. Nach 30 Minuten den Pizzaboden aus dem Ofen nehmen und mit der Tomatensoße bestreichen. Anschließend mit den weiteren Zutaten belegen. Mit Mozzarella (optional auch anderem Käse) abdecken. Die Pizza nochmals für 10 Minuten in den Ofen schieben.

Nährwertangaben pro Portion:
893kcal/15g Kohlenhydrate/ 60g Fett/74g Protein

Gemüsesalat mit Salzzitrone

Zutaten für 4 Portionen:

- 3 grüne Paprikaschoten
- 2 Auberginen
- 2 Eier
- 1 EL Obstessig
- Salz
- 150 ml Pflanzenöl
- ½ eingelegte Salzzitrone
- 150 g grüne Oliven ohne Stein
- 2 EL Olivenöl
- Saft von 1 Zitrone
- Pfeffer
- 1 EL frisch gehackte Petersilie

Zubereitung:

1. Backofen auf 180°C (Umluft 160°C) vorheizen.
2. Paprikaschoten waschen, trocknen und im Ofen 20 Minuten backen, bis die Schale schwarz wird und Blasen wirft.
3. Paprika herausnehmen, abkühlen lassen, schälen, die Kerne entfernen und die Schoten in Stücke schneiden.

4. Auberginen waschen, trocknen, putzen und in etwa 1 cm große Würfel schneiden.
5. Die Eier trennen, Eiweiß verquirlen und mit dem Essig und ½ TL Salz mischen.
6. Die Auberginen in dieser Mischung wenden und im heißen Pflanzenöl ausbacken.
7. Aus der Pfanne nehmen und abtropfen lassen.
8. Die Salzzitrone schälen, die Schale waschen, trocknen und fein würfeln.
9. Das Gemüse mit Zitronenschale und Oliven mischen.
10. Aus Olivenöl, Zitronensaft, Salz und Pfeffer ein Dressing rühren und über den Salat geben.
11. Mit Petersilie bestreut servieren.

Blumenkohl-Schinken-Auflauf

Wenn du nach etwas Dekadenten schaust, was allerdings kohlenhydratarm ist und keine Probleme beim Abnehmen bereitet, dann ist dieses Gerät perfekt dafür

Vorbereitungszeit: 20 Minuten

Kochzeit: 70 Minuten

Portionen: 6

Zutaten:

- 1 großer Kopf Blumenkohl, in kleine Rösschen geschnitten, Kern und Blätter entfernen
- ¾ Tasse Cheddar Käse, gerieben
- 113 g Frischkäse, vorzugsweise fettreduziert und weich
- ½ Teelöffel Meeressalz
- 2 Esslöffel Parmesan Käse, fein gerieben
- 2 Tassen Magere Schinkenstücke
- ¼ Tasse Grüne Zwiebeln, dünn geschnitten
- ¾ Tasse Griechischer Joghurt
- Schwarzer Pfeffer, frisch gemahlen, zum Abschmecken

Zubereitungsmethode:

1) Fange damit an, den Ofen auf 190 Grad Celsius vorzuheizen.

2) Nimm dann eine tiefe Pfanne und befülle sie halb mit Wasser.

3) Füge etwas Salz hinzu und bring das Wasser zum Kochen.

4) Sobald es kocht, füge den Blumenkohl hinzu und koche diesen, bis dieser gar ist. (Achte darauf, diesen nicht zu überkochen, da dieser beim Backen weitergekocht wird.)

5) Platziere den Frischkäse in der Zwischenzeit in eine mittelgroße Schüssel und erhitze diesen für eine bis zwei Minuten oder bis dieser weich geworden ist, in einer Mikrowelle.

6) Kombiniere als nächstes den weichgewordenen Frischkäse, die grüne Zwiebel, Joghurt und Parmesan und vermische diese gut. Stelle es danach beiseite.

7) Entferne den Topf von der Hitze und entferne daraus das Wasser. Lass den Blumenkohl für mindestens 3 bis 5 Minuten in einem Sieb abtropfen.

8) Püriere nun mit der Hilfe eines Kartoffelstampfers den gekochten Blumenkohl in der Pfanne.

9) Sobald dieser entsprechend püriert ist, rühre die Frischkäse-Sauce unter und vermische diese gut, bis die Sauce den pürierten Blumenkohl gleichmäßig umgibt.

10) Füge als nächstes den gewürfelten Schinken hinzu und vermische diesen. Würze diesen danach mit frisch gemahlenen, schwarzen Pfeffer.

11) Trage als nächstes die Blumenkohl-Mischung auf ein Backblech mit Butter gleichmäßig auf. Belege es mit geriebenen Käse.

12) Backe es danach für 28 bis 34 Minuten oder bis es eine gelbgoldene Farbe erreicht hat. Zu diesem Zeitpunkt sollte der Käse geschmolzen sein und blubbern.

13) Lass es für 10 bis 15 Minuten abkühlen und genieße danach dieses besonders köstliche Gericht.

Tipp: Anstatt Joghurt kannst du auch Sauerrahm benutzen.

Nährwertangaben:

☐ Kalorien – 160 kcal

☐ Fett – 8g

☐ Kohlenhydrate – 4g

☐ Eiweiß – 15g

☐ Ballaststoffe– 1gm

Keto Tortilla Chips

Zutaten für die Beilage (optional):
- Sauerrahm

- Geriebenen Käse

- Salsa

- Jalapenos gehackt

Zutaten für die Tortillas:
- Salz und Pfeffer nach Geschmack

- 3 Esslöffel Öl

- 5 Leinsamen Tortillas

Zubereitung:
- Schneide die Tortilla in Chipsgroße Stücke.

- Gebe die Chips in eine vorgeheizte Pfanne und brate sie 2 bis 3 Minuten an. Dann wende sie.

- Nehme die Chips aus der Pfanne, lege sie auf ein Küchenpapier und lasse sie für 3 Minuten auskühlen.

- Bereite die Beilage nach Belieben zu und serviere.

Engelshaar Pasta-Salat

Zutaten:

1 pack (7 Unzen) Engelshaar pasta

1 Tasse Karotten in dünne Scheiben geschnitten

4 ausgesät und Cubbed Eiertomaten

6 geschnittene Frühlingszwiebeln

1 mittlere gehackte Gurke

Dressing

2 Esslöffel Apfelessig

2 EL Olivenöl

½ TL Salz

½ Teelöffel Pfeffer

Anfahrt:

1. vorbereiten und Kochen der Engel Haarteigwaren durch Anschluss an das Paket Richtungen:. Einmal die Angel Hair Pasta gekocht ist, abtropfen lassen und in kaltem Wasser

abspülen. Legen Sie in eine große Salatschüssel geben. Fügen Sie in Karotten, Eiertomaten, grüne Zwiebeln und Gurken. Werfen Sie, bis alles gut vermischt.

(2) in eine kleine Schüssel, Schneebesen, Apfelessig, Olivenöl, Salz und Pfeffer. Die Pasta-Gemüse-Mischung übergießen Sie Nudeln Salatdressing. Zusammen werfen Sie, bis alles gut bedeckt ist. Im Kühlschrank vor dem servieren.

Dienstag – Mittagessen

Zubereitung für Keto Käse-Roastbeef Platte
200 g Deli Roastbeef

150 g Cheddarkäse

1 Avocado

6 Radieschen

1 Schalotte

125 ml Mayonnaise

1 EL Dijon-Senf

50 g Salat

2 EL Olivenöl

Salz und Pfeffer

Zubereitung

1.   Roastbeef, Käse, Avocado und Radieschen auf einen Teller legen.
2.   Die geschnittene Schlotte, Senf und einen Klecks Mayonnaise dazugeben.
3.   Mit Salat und Olivenöl servieren.

Tipp: Tauschen Sie etwas Mayo gegen Butter aus und probieren Sie die Radieschen mit Butter und Salz. Einfach lecker!

Übersicht pro Portion

Netto Kohlenhydrate: 2% (6 g)
Faser: 8 g
Fett: 83% (98 g)
Protein: 14% (38 g)
kcal: 1072

Schoko-Makronen-Kugeln

Zubereitungszeit: 30 Minuten

20 Portionen

Zutaten:

120 g Mandelmehl

30 g Kokosmehl

30 g Kakaopulver

½ TL Backpulver

40 g Erythritol (in großen Drogerien oder im Internet)

40 g Kokosraspeln

¼ TL Salz

2 frische Eier (groß, Klasse L)

50 ml Kokosöl

1 TL Vanilleextrakt

Vorbereitung: Ofen auf 180 Grad vorheizen

Zubereitung:

1. Das Mandelmehl, Backpulver, Erythritol und die Kokosraspeln in einer Schale gut vermengen.

2. Kokosmehl und Kakaopulver dazugeben und weiterrühren bis die Zutaten gut vermengt sind.

3. Die restlichen Zutaten hinzufügen und ebenfalls gut verrühren.

4. Anschließend den Teig in kleine Kugeln formen und diese auf ein mit Backpapier ausgelegtes Blech legen. 15-20 Minuten im Ofen backen. Danach abkühlen lassen und mit Kokosraspeln bestreuen.

Nährwertangaben pro Portion:
94kcal/1g Kohlenhydrate/8g Fett/3g Protein

Italienische Gemüseplatte mit Zucchini und Möhren

Zutaten für 4 Portionen:

- 250 g Zucchini
- 3 EL Öl
- 1 EL Zitronensaft
- Salz
- Pfeffer
- Paprikapulver
- ½ Bund italienischer Kräuter
- 250 g junge Möhren
- 1 TL Gemüsebrühe
- ½ TL Zucker
- 2 EL Himbeeressig
- 3 EL Olivenöl
- 2 Estragonzweige

Zubereitung:

1. Zucchini waschen, trocknen, putzen, in Scheiben schneiden und in heißem Öl andünsten.
2. Mit Zitronensaft beträufeln und mit Salz, Pfeffer und Paprikapulver würzen.

3. Die Kräuter waschen, trocken schütteln und die Blättchen hacken.
4. Zum Gemüse geben.
5. Wenn das Gemüse gar ist, vom Herd nehmen.
6. Möhren schälen, putzen und längs in dünne Streifen schneiden.
7. 6 EL Wasser mit der Gemüsebrühe verrühren, Zucker und Essig unterrühren, aufkochen und die Möhrenstreifen darin ca. 5 Minuten blanchieren.
8. Möhren im Sud erkalten und in einem Sieb abtropfen lassen.
9. Mit dem Olivenöl mischen, Estragon waschen, trocken tupfen, die Blättchen hacken und zu den Möhren geben.
10. 15 Minuten ziehen lassen und servieren.

Unglaubliches Avocado Sorbet

Bist du auf der Suche nach verschiedenen Wegen, wie du Avocados in deine Ernährung einbauen kannst? Dann ist dieses reiche und unglaublich sättigende Sorbet genau das Richtige für dich, um komplett zuckerfrei und kohlenhydratarm zu bleiben!

Vorbereitungszeit: 5 Minuten

Kochzeit: 15 Minuten

Portionen: 5

Zutaten:

- 2 Tassen Mandelmilch, ungesüßt
- 1 Teelöffel Mango-Extrakt
- 2 reife Avocados
- ½ Teelöffel Keltisches Meeressalz
- 2 Esslöffel Limettensaft
- ¾ Tasse Swerve Süßungsmittel (optional)

Zubereitungsmethode:

1) Beginn damit, die Mandelmilch, Avocados, Mangoextrakt, Swerve (optional), Limettensaft und Meersalz zusammen in einer Küchenmaschine zu verarbeiten, bis du ein gleichmäßiges Püree erhältst.

2) Gebe dann das Püree in einen gekühlten Behälter einer Eismaschine.

3) Folge den Anweisungen des Herstellers der Eismaschine, um Eiscreme herzustellen.

4) Sobald du fertig damit bist, gebe den Inhalt in einen Behälter und platziere ihn in den Gefrierschrank.

Tipp: Wenn die Süße der Eiscreme nach dem Probieren noch nicht stimmt, kannst du mehr hinzufügen und diese erneut einfrieren, da es nicht den Prozess beeinflusst.

Nährwertangaben:

☐ Kalorien – 146 kcal

☐ Fett – 13,2gm

☐ Kohlenhydrate – 2,4gm

☐ Eiweiß– 2gm

☐ Ballaststoffe– 5,8gm

Mayonnaise, Ei und Speck Kartoffel

<u>Zutaten:</u>

750 Gramm Kartoffeln (1 ½ Pfund)

250 g Mayonnaise (1 Tasse)

1-2 Schalotten oder 1 mittelgroße Zwiebel

6 Eiern

5 Speckscheiben Speck, gehackt

Eine kleine Handvoll gehackte Petersilie

Essig

Zucker

Salz und Pfeffer

<u>Zubereitung:</u>

Bringen Sie einen kleinen Topf mit Wasser bis zum Siedepunkt, setzen Sie den Eiern in und kochen für 10 Minuten. Nehmen Sie die Eier sofort und in Schüssel mit eiskaltem Wasser legen.

Wenn es kalt ist, nehmen Sie die Schalen und Würfel die Eiern. Würfeln Sie fein, die Zwiebel.

Die Kartoffeln kochen: Kartoffeln in einen Topf legen und mit Wasser bedecken. Deckel aufsetzen und bei Hitze zu platzieren.

Zum Kochen bringen Sie, reduzieren Sie Hitze und Kochen Sie bis sie weich sind.

Abgießen Sie die Kartoffeln, und lassen sie aus etwa 10 bis 15 Minuten oder bis Sie Cool genug, um Dampf.

Speck: Legen Sie ein wenig Öl in einer Pfanne auf mittlerer Flamme erhitzen.

Braten Sie den gehackten Speck.

Montieren Sie den Salat: Schneiden Sie die Kartoffeln in Würfel von ca. 1 cm (1/2 Zoll).

Verrühren Sie Mayo, Essig, Zwiebeln und Zucker. Die Kartoffeln, Eiern, Speck und fast alle die gehackte Petersilie unterrühren.

Mit ein wenig Salz und Pfeffer würzen.

Mischen, und der restliche Petersilie bestreuen. Platzieren Sie Salat im Kühlschrank für ein paar Stunden.

Gemüsesalat mit Pak Choi und Bambus

Zutaten für 4 Portionen:
- ☐ 650 g Pak Choi
- ☐ Salz

- ☐ 2 Knoblauchzehen
- ☐ 7 EL Sesamöl
- ☐ je 200 g Palmherzen und Bambussprossen aus der Dose
- ☐ 125 ml Gemüsebrühe
- ☐ 200 g Rettich
- ☐ 2 Noriblätter
- ☐ 8 EL Sojasauce
- ☐ 6 EL Zitronensaft
- ☐ 8 EL süßer Reiswein
- ☐ 5 EL Gemüsefond
- ☐ 1 EL Fünf-Gewürz-Pulver

Zubereitung:

1.   Pak Choi waschen, trocknen, putzen und in Streifen schneiden.
2.   In kochendem Salzwasser 3 Minuten blanchieren, dann abgießen und abtropfen lassen.
3.   Knoblauch schälen und zerdrücken.
4.   Knoblauch in 4 EL erhitztem Sesamöl andünsten.

5.   Die Palmherzen und Bambussprossen abtropfen lassen, klein schneiden und dazu geben.

6.   Gemüsebrühe angießen.

7.   Rettich waschen, putzen, schälen, würfeln und ebenfalls hinzufügen.

8.   Noriblätter anrösten.

9.   Sojasauce, Zitronensaft, Reiswein, restliches Sesamöl, Gemüsefond und Fünf-Gewürz-Pulver verrühren und mit Salz und Pfeffer abschmecken.

10.   Den Pak Choi zum Pfannengemüse geben und erwärmen.

11.   Alles auf Tellern verteilen und mit der Sauce beträufeln.

12.   Noriblätter klein zupfen und über den Salat streuen.

Zupfbrot mit Speck

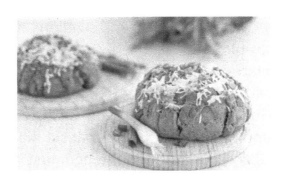

Zutaten:

Brot:
300 g Bread Fit Backmischung

3 Bio-Eier
45 ml natives Olivenöl

160 ml Wasser

Füllung:
50 g Speckwürfel
150 g Emmentaler gerieben

Deko:
1 TL Schnittlauch oder Frühlingszwiebel

Zubereitung:

1. Backofen vorheizen auf 175 ° Umluft.
2. Backblech oder Backrost mit Backpapier auslegen.
3. Rührschüssel bereitstellen.
4. Eier in die Schüssel schlagen.
5. Wasser und Öl zugeben.
6. Alles zu einem glatten Teig kneten.
7. Den Teig zu einem Laib formen.
8. Den Teig auf das Blech bzw. Rost legen und für ca. 60 Minuten in den Ofen zum Backen geben.
9. Brot aus dem Ofen nehmen und über Nacht abkühlen lassen.
10. Am nächsten Tag den Backofen vorheizen auf 150 ° Umluft.
11. Backblech mit Backpapier auslegen.
12. Mindestens 2/3 der Oberfläche des Brotes dann über Kreuz einschneiden.
13. Aufpassen, dass das Brot nicht vollständig durchgeschnitten wird.
14. Die Speckwürfel sowie den Käse in die Ritze des Brotes stecken.
15. Etwas Käse noch über das gesamte Brot streuen.
16. Brot erneut in den Backofen für ca. 20 Minuten.
17. Brot zum Servieren in Stücke schneiden.

Frischkäse mit Avocado

Zutaten

2 Avocados
4TL Pfefferkörner, grüne, eingelegt
2TL Zitronensaft oder Limettensaft
2 TL Zitronenschale oder Limettenschale,
unbehandelt, abgerieben
400 g Frischkäse
4 EL Kokosöl
2 Prisen Salz
Kräuter auf Wunsch, wie z. B. Schnittlauch oder
Petersilie
Gewürze auf Wunsch, wie z. B. Kreuzkümmel oder
Curry

Zubereitung

Kochzeit: ca.   10   Min.

1-Das Fruchtfleisch der Avocado mit einer Gabel
zerdrücken und danach den Zitronensaft
hinzugeben.

2-Die Pfefferkörner waschen, ebenfalls mit der Gabel zerdrücken und hinzugeben.

3-Danach alle weiteren Zutaten dazugeben und alles gut vermischen. Bis zum Verzehr im Kühlschrank lagern. Alternativ zum löffeln oder auf einem gutem Nuss Brot genießen.

Avocado-Aufstrich mit Frischkäse

Zubereitungszeit: 15 Minuten

Zutaten für 2 Portionen

- 1 Avocado
- 1 Bio-Zitrone
- 2 TL grüne Pfefferkörner
- 220 g Frischkäse
- 4 EL Kokosöl
- Meersalz
- Kräuter nach Geschmack

Zubereitung

1. Die Avocado halbieren, entsteinen und das Fruchtfleisch aus der Schale lösen. Die Zitrone heiß abspülen, etwa 1 TL Schale fein abreiben und 1 TL Saft auspressen.
2. Das Fruchtfleisch mit dem Zitronensaft zerdrücken. Die Pfefferkörner im Mörser zerkleinern und mit dem Fruchtfleisch vermischen.

3.   Die übrigen Zutaten untermischen und gut vermengen. Den fertigen Aufstrich etwa 8-12 Stunden kühl ziehen lassen.

Gefüllte ketogene Hähnchenbrust auf Brokkoli-Bett mit Käsesoße

Zutaten für zwei Personen

2 Hähnchenbrüste (à ca. 160 g)

4,5 Softtomaten

4 TL Pesto Calabrese (aus dem Glas)

4 EL gehackte Petersilie

0,5 Zwiebel

3 TL Rapsöl

150 ml Milch

50 g Blauschimmelkäse (etwa St. Agur)

schwarzer Pfeffer aus der Mühle

200 g Brokkoliröschen

Salz

1 mittelgroße gekochte Kartoffel

Zubereitung

Zu Beginn hackst du die Zwiebel fein und schwitzt ihn in 1 TL Rapsöl an. Dann gibst du Milch und Blauschimmelkäse hinzu und lässt ihn unter Rühren schmelzen und gibst kräftig Pfeffer hinzu.

Nun wäschst du die Hähnchenbrüste, tupfst sie ab und schneidest eine tiefe Tasche in die Mitte. Die Softtomaten schneidest du in feine Streifen und vermischt sie mit Pesto und Petersilie. Diese Mischung füllst du dann in die Tasche der Hähnchenbrüste.

Den Brokkoli dünstest du in wenig Salzwasser 10 Minuten an. Die gekochte Kartoffel pellst, würfelst und hebst du unter den Brokkoli.

Das restliche Öl erhitzt du in einer Pfanne und brätst die gefüllten Filets darin pro Seite je 6-8 Minuten. Den Brokkoli und die Kartoffeln pürierst du zu einer festen Masse. Dieses Püree verteilst du dann kreisförmig auf zwei Teller und streichst die Oberfläche mit einem Messer glatt. Zum Schluss legst du die Hähnchenbrüste darauf und gibst die Käsesoße dazu.

Nährwertangabe für das Rezept

Kcal	Kohlenhydrate	Eiweiß	Fett
400	14 g	51 g	14 g

Zubereitung für heißen Keto Kaffee

475 ml heißer Kaffee frisch gebraut

4 EL ungesalzene Butter

2 EL MCT Öl oder Kokosnussöl

Zubereitung

1.   Alle Zutaten mit einem Mixer mischen bis es glatt und schaumig ist.
Übersicht pro Portion

Netto-Kohlenhydrate: 0% (0 g)
Faser: 0 g
Fett: 99% (38 g)
Protein: 1% (1 g)
kcal: 334
Hinweis: Warum Sie Ihrem Kaffee Butter und Öl hinzufügen, hat folgende Wirkung, die Sättigung durch das Fett hält länger an. Das fett zusammen mit dem Koffein aus dem Kaffee gibt Ihnen einen Energieschub, um den Tag zu beginnen.

Rühreier auf französische Art

Folgende Zutaten benötigst du für diese lockeren und saftigen Rühreier

2 EL Butter oder Kokosöl

6 große Eier

2 Kirschtomaten, kleingeschnitten

½ TL Salz

½ TL Pfeffer

2 EL saure Sahne oder Crème Fraîche

120g Lachs

Zunächst das Öl bzw. die Butter in einer Pfanne erhitzen. In der Zwischenzeit die Eier aufschlagen und mit den kleingeschnittenen Tomaten vermischen. Mit Salz und Pfeffer abschmecken. Die Eier in die Pfanne geben und fest werden lassen. Dabei ständig rühren. Danach die saure Sahne oder Crème Fraîche unterrühren. Zum Schluss den Lachs hinzugeben.

Passender Dip:Guacamole

Zubereitungszeit: 10 Minuten

2 Portionen

Zutaten:

4 reife Avocados

4 Tomaten, sehr fein gewürfelt

1 Zitrone, ausgepresst

4 Knoblauchzehen, durchgepresst oder sehr fein gehackt

2 EL Naturjoghurt

Salz und schwarzer Pfeffer

Zubereitung:

1. Die Avocados halbieren, den Kern entfernen.
2. Mit einem Löffel das Fruchtfleisch herauslösen und mit einer Gabel zu feinem Mus zerdrücken.

3.   Die Tomatenwürfel, den Zitronensaft, den Knoblauch und den Joghurt dazugeben und alles miteinander verrühren.

4.   Mit Salz und Pfeffer würzen.

Nährwertangaben pro Portion:

23 kcal/1g Kohlenhydrate/2g Fett/0,29g Protein

Feldsalat mit geräuchertem Tofu

Zutaten für 4 Portionen:

- 1 Sellerieknolle
- 350 g Feldsalat
- 150 g geräucherter Tofu
- 2 EL Olivenöl
- 200 ml Gemüsebrühe
- 2 EL Himbeeressig

Zubereitung:

1. Sellerieknolle waschen und im Ganzen in kochendem Wasser 20 Minuten garen.
2. Abgekühlt schälen und raspeln.
3. Feldsalat waschen, trockenschleudern, putzen und verlesen.
4. Geräucherten Tofu in heißem Olivenöl knusprig braten.
5. Gemüsebrühe erhitzen und leicht abgekühlt mit dem Himbeeressig verrühren.
6. Alle Salatzutaten auf Tellern anrichten und mit dem Dressing anrichten.

Hähnchen mit Grillgemüse

<u>Zutaten:</u>

400 Gramm Hähnchenbrustfilet

1 zucchini

1 Aubergine

1 Karotte

1 Paprika

Basilikum

Salz

Pfeffer

Öl

<u>Vorbereitung</u>

-Überprüfen Sie die Zucchini und Auberginen, längs in Scheiben schneiden und auf einer Platte braten.

-Die Karotte schälen, auch in Scheiben schneiden und auf einem Teller zusammen mit Paprika braten.

-Schälen Sie die Paprika, entfernen Sie die weiße Haut und Kerne und in Streifen geschnitten Sie, auf diese Weise auch andere Gemüse schneiden.

-Legen Sie Gemüse in eine Schüssel geben, mit Olivenöl, Salz und Pfeffer würzen und etwa 30 Minuten kochen lassen.

-In der Zwischenzeit Gebratene Hühnerbrust auf einen Teller oder in einer Pfanne.

-Lassen Sie abkühlen, dann salzen, in Streifen geschnitten.

-Fügen Sie Huhn, gegrilltes Gemüse, gründlich mischen und im Kühlschrank für mindestens eine halbe Stunde.

-Frische Basilikum dazugeben und Hähnchen-Salat mit gegrilltem Gemüse in Gerichten servieren.

Blumenkohl-Brokkoli-Salat

Zutaten für 4 Portionen:
- [ ] je 400 g Brokkoli- und Blumenkohlröschen
- [ ] 300 ml Gemüsebrühe
- [ ] 1 hart gekochtes Ei
- [ ] 150 g Joghurt
- [ ] 50 g Créme Fraîche
- [ ] 2 EL Obstessig
- [ ] Saft von ½ Zitrone
- [ ] 1 TL Currypulver
- [ ] Salz
- [ ] Pfeffer
- [ ] Zucker
- [ ] ½ Bund Schnittlauch

Zubereitung:

1. Brokkoli- und Blumenkohlröschen waschen und in der kochenden Gemüsebrühe abgedeckt etwa 7 Minuten bissfest garen.
2. Abgießen und abkühlen lassen.
3. Hart gekochtes Ei schälen und fein hacken.

4. Joghurt mit Créme Fraîche, Obstessig, Zitronensaft, Currypulver, Salz, Pfeffer und Zucker nach Geschmack mischen.
5. Blumenkohl und Brokkoli mit der Sauce mischen.
6. Schnittlauch waschen, trocknen und in Röllchen schneiden.
7. Salat mit Ei und Schnittlauch garnieren.

Aprikosen Marmelade

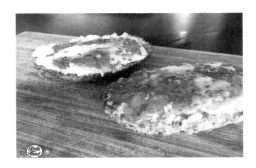

Zutaten:

230 g Aprikosen reife

30 g Xucker light

2 EL Wasser

2 EL Chiasamen

Zubereitung:

1. Aprikosen waschen und halbieren.
2. Dann in kleinere Stücke schneiden.
3. Topf auf dem Herd erhitzen.
4. Aprikosen in den Topf geben.
5. Xucker und Wasser zugeben.
6. Die Zutaten langsam einkochen lassen.

7.   Dabei ständig umrühren.

8.   Die Masse vollständig abkühlen lassen.

9.   Dann   die   Chia   Samen   vorsichtig
unterrühren.

10.Die Masse in ein verschließbares Glas
   umfüllen.

11.Über Nacht in den Kühlschrank stellen.

12.Am nächsten Tag auf einer Scheibe Keto Brot
   genießen.

Zutaten

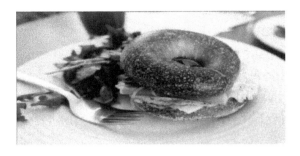

145g Mandelmehl
1 EL Backpulver
285g Mozzarella, gerieben
60g Frischkäse
2 Eier

<u>Zubereitung</u>

<u>Kochzeit: ca. 15 Min</u>

1-Nach dem Aufheizen des Backofens auf 200°,
wird das Backblech mit Backpapier ausgelegt.
2-Mozzarella und Frischkäse in einer Schüssel für
ca. 2 Minuten in die Mikrowelle geben. Nach zwei
Minuten umrühren.
3-Die Mehlmischung und die Eier in die
geschmolzenen Käsemassen geben.

4-Den Teig gut vermischen und etwas Backpulver hinzugeben.

5-Für einige Minuten den Teig mit den Fingern kneten.

6-Den Teig in 6 Teile teilen und aus jedem Teigstück eine lange „Wurst" bilden.

7-Danach die Bagel Form mit dem Teig formen.

8-Die fertigen Bagel-Teig-Teile auf das Backblech legen und ggf. noch mit Sesam verzieren.

9-Die Bagels für 10-14 Minuten backen.

Frühstücks-Lasagne

Zubereitungszeit: 70   Minuten

Zutaten für 12 Portionen

- 18 Bio-Eier
- 45 g Weidebutter
- 400 g grobe Bratwurst
- 400 g Frischkäse
- 375 ml Rinderbrühe
- 100 g Kochschinken
- 100 g Speck
- 125 g Mozzarella
- 125 g geriebener Parmesan
- 1 TL Meersalz

Zubereitung

1. Eine große Pfanne gut einölen und heiß werden lassen. Den Backofen auf 160°C Umluft vorheizen.
2. Nun alle Eier gut verquirlen und etwa die Hälfte in der Pfanne ohne Wenden stocken lassen.

Nach etwa 4-5 Minuten die Hitze reduzieren. Mit dem übrigen Teig ebenso verfahren.

3.   Das Brät aus den Bratwürsten drücken und in der Pfanne krümelig anbraten. Dann den Frischkäse einrühren und die Brühe angießen. Anschließend alles unter Rühren 2 Minuten köcheln lassen. Nun salzen und pfeffern.

4.   Eine hohe Auflaufform einfetten und eine Lage Eiermasse hineingeben. Darauf die Bratwurstsoße verteilen und mit dem Kochschinken belegen. Dann die zweite Eischicht darauflegen und erneut eine Schicht Soße darüber streichen. Nun mit Schinken und Mozzarella belegen und die übrige Soße verteilen. Oben drauf den Parmesan streuen.

5.   Im Ofen etwa 30-35 Minuten backen.

Ketogene Hähnchenschenkel

Zutaten für zwei Personen

650 g Hähnchenschenkel

20 g Olivenöl

1 TL Curry Gewürz

1 TL Kreuzkümmel Gewürz

1 TL Paprikapulver Gewürz

1 TL Salz

1/2 TL Koriander Gewürz

1/2 TL Cayennepfeffer Gewürz

1/2 TL Kardamom Gewürz

1/2 TL Pfeffer Gewürz

1/2 TL Backpulver

1/4 TL Backsoda

1/4 TL Piment Gewürz

Zubereitung

Zunächst stellst du die Zutaten für das Hähnchenschenkel Rezept zusammen und heizt den Ofen auf 180° C (Umluft) vor

Dann verrührst du alle pulverförmigen Zutaten mit Olivenöl zu einer Marinade

Die Schenkel marinierst du dann darin und legst diese dann auf ein Backblech, welches du anschließend in den Ofen schiebst

50 Minuten im Ofen garen und fertig sind die Hähnchenschenkel

Nährwertangabe für das Rezept

Kcal	Kohlenhydrate	Eiweiß	Fett
269	2 g	27 g	17 g

Sonntag – Abendessen

Zutaten für Keto Fischauflauf
1 EL Olivenöl

225 g Brokkoli (alternative Rosenkohl, Spargel, Zucchini)

3 Frühlingszwiebeln

1 EL kleine Kapern

15 g Butter zum Einfetten der Auflaufform

350 g Weißfisch in Portionsstücken (alternative Lachs, Thunfisch)

150 g Schlagsahne

½ EL Dijon-Senf

Prise Salz

Prise gemahlener schwarzer Pfeffer

1 TL getrocknete Petersilie

50 g Butter

Zum Servieren
75 g Blattgemüse

Zubereitung

1.   Den Ofen auf 200 ° C vorheizen.

2.   Den Brokkoli in kleine Röschen teilen,

3.   Brokkoli in Öl auf mittlerer Hitze für 5 Minuten anbraten, bis er weich ist. Mit Salz und Pfeffer würzen.

4.   Die Schalotten fein hacken und mit den Kapern hinzufügen für die letzten 1-2 Minuten. Das Gemüse in eine gefettete Auflaufform geben.

5.   Den Fisch zwischen das Gemüse dazu legen.

6.   Petersilie, Schlagsahne und Senf mischen, danach die Mischung über den Fisch und das Gemüse geben. Mit Butterscheiben belegen.

7.   Backen Sie den Fisch für 20 Minuten oder bis er gut durchgegart ist.

Übersicht pro Portion
Netto Kohlenhydrate: 4% (8 g)
Faser: 5 g
Fett: 76% (69 g)
Protein: 20% (41 g)
kcal: 822

Schokopralinen

Zutaten:

250 g weiche Butterflocken oder Margarine

20 g Kakaopulver, schwach entölt

100 ml Sahne

Süßstoff, nach Belieben

10 g MCT-Öl

Zubereitung:

1.   Butter oder Margarine schaumig schlagen.
2.   Kakao, Süßstoff, Öl und Sahne unterrühren, dann Masse in einen Spritzbeutel füllen und sternchenförmig (ca. je 10 g) auf einen Teller spritzen.
3.   Im Kühlschrank erkalten lassen.

Nährwertangaben:
2335kcal/5,4g   Kohlenhydrate/254,6g   Fett/8,0g Protein

Gurken Carpaccio mit Lachs

Zutaten für 2 Portionen:

- 300 g Salatgurken
- 150 g Lachs (Räucherlachs)
- 100 g Joghurt (3,8 % Fett)
- 50 g saure Sahne
- 2 EL Zitronensaft
- 2 EL Schnittlauch, in Röllchen geschnitten
- 1 EL Dill, gehackt
- 2 Scheibe/n Toastbrot, Vollkorn
- Salz und Pfeffer

Zubereitung:

1. Als erstes schälen Sie die Gurken und schneiden oder hobeln Sie diese in sehr feine Scheiben. Diese richten Sie dekorativ auf großen Tellern an und Salzen und pfeffern Sie die Scheiben nach Geschmack.
2. Das Carpaccio beträufeln Sie bitte mit Zitronensaft und bestreuen es mit dem gehackten Dill.
3. Jetzt rühren Sie den Joghurt und die saure Sahne glatt, mischen Sie die Schnittlauchröllchen unter und würzen Sie die Soße mit Salz und Pfeffer.

4. Die Toastscheiben schneiden Sie in Würfel oder Streifen und rösten Sie diese in einer Pfanne ohne Fett knusprig braun an.

5. Legen Sie jetzt den Lachs dekorativ auf das Gurken- Carpaccio und servieren Sie die Schnittlauchsoße und das Brot dazu.

Gemüsesuppe

Zutaten:

400 g gemischtes Gemüse

200 g Graupen

1/2 Zwiebel

100 g Speck

1 Liter Gemüsebrühe

1 Teelöffel Backen

Öl Salz

1 Packung croutons

Vorbereitung

Legen Sie das Gemüse und Gerste für mindestens 4 Stunden im warmen Wasser in der Schüssel mit Gemüse einweichen, indem Sie einen Teelöffel Backpulver hinzufügen. Dann unter fließendem Wasser abspülen, abtropfen lassen und beiseite stellen.

Schneiden Sie die Zwiebel und Speck in Würfel schneiden und anbraten mit ein wenig Olivenöl in einem Topf mit dickem Boden in Pulverform.

Fügen Sie die Bohnen abgespült und abgetropft vollständig von Wasser und Toast für ein paar Minuten dann Farro (eine Art von geschälten Weizen, vor allem Dinkel oder Emmer, typischerweise in Salaten, Suppen und Beilagen).

Mischen Sie alles zusammen, dann fügen Sie die Gemüsebrühe um das Gemüse vollständig zu bedecken.

Setzen Sie einen Deckel und Kochen Sie die Suppe bei mittlerer Hitze, für ca. 40 Minuten, dabei gelegentlich umrühren und das Hinzufügen von mehr Brühe, wie Sie es brauchen.

Den Deckel abnehmen, Salz und Pfeffer und ein paar weitere Minuten kochen lassen.

Auf der Unterseite von jedem Teller mit Toast setzen, dann die Suppe von Gerste und Hülsenfrüchte.

Fügen Sie etwas Toast und dann an den Tisch bringen Sie Ihre dampfende Suppe des Hauses.

Feldsalat mit Champignons

- ☐ 200 g braune Champignons
- ☐ 1 EL Zitronensaft
- ☐ 1 EL Butterschmalz
- ☐ Salz
- ☐ Pfeffer
- ☐ ½ Bund Petersilie
- ☐ 1 Knoblauchzehe
- ☐ 180 g Feldsalat
- ☐ 2 EL Himbeeressig
- ☐ 4 EL Sonnenblumenöl
- ☐ 2 EL Kürbiskerne

Zubereitung:

1. Champignons putzen, feucht abreiben und halbieren.
2. Mit Zitronensaft beträufeln und in heißem Butterschmalz unter Rühren 2 Minuten schmoren.
3. Mit Salz und Pfeffer würzen.

4. Petersilie waschen, trocken schleudern, putzen und in einer Schüssel mit einem Dressing aus Himbeeressig, Sonnenblumenöl, Salz und Pfeffer mischen und auf Teller verteilen.
5. Kürbiskerne in einer Pfanne ohne Fett rösten.
6. Pilze und Kürbiskerne auf dem Salat verteilen.

Schoko Drink

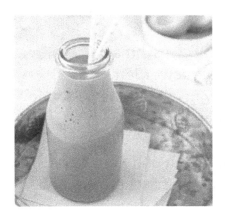

Zutaten:

2 Tassen Kokosmilch (vollfett)
½ große Avocado (Hass), Schale und Stein entfernt
(85 g Fruchtfleisch)
2 ELKakaopulver
2 EL MCT-Öl
1 großes Eigelb (optional)
2 Eiswürfel
6–8 Tropfen flüssiges Stevia oder 2 TL Erythrit
½ TL Vanilleextrakt oder -pulver
1 Prise fein gemahlenes Himalayasalz
¼ Tasse (40 g) Kollagenpeptide oder Proteinpulver

Zubereitung:

1. Mixer bereitstellen.
2. Kokosmilch und Kakaopulver mit dem MCT-Öl in den Mixer geben.
3. Je nach Geschmack, kann ein Eigelb dazugegeben werden.
4. Dann Eiswürfel und Stevia sowie Vanilleextrakt und Salz zugeben.
5. Alles gründlich verrühren.
6. Avocado teilen und Kern herauslösen.
7. Das Fruchtfleisch herausschaben und in den Mixer geben.
8. Zunächst auf der kleinsten Stufe mit dem Mixen anfangen und dann langsam hochschalten.
9. Die ganze Masse gründlich durchmixen, bis alles schön cremig ist.
10. Dann noch die Kollagenpeptide oder Protein zugeben und erneut kurz mixen.
11. Zum Servieren in ein hohes Glas füllen.

Kokos Thai Suppe mit Shrimps

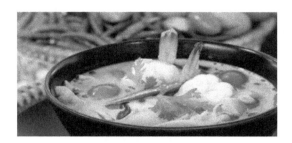

Zutaten

Für die Brühe

4 Tassen Hühnerbrühe

1 Schale von einer Bio-Limette/ Zitrone

360 ml Kokosmilch

1 Tasse frischer Koriander

3 oder 4 getrocknete kleine Chilischoten

1 Stange Lemongrass in Scheiben geschnitten

oder 1 TL getrocknetes Lemongrass

Etwas Ingwer

1 TL Meersalz

-

Für die ketogene Suppe

100 g rohe, wild gefangene Garnelen/ Shrimps
1 EL Kokosnussöl oder MCT Öl
30 g Champions in Scheiben geschnitten
1 EL Fischsauce
Saft einer frischen Limette
1 EL gehackter Koriander zum Garnieren

Zubereitung

Kochzeit: ca. 30 Min

1-Alle Zutaten in einen Topf geben und für 20 Minuten kochen lassen.

2-Danach alles durch ein Sieb gießen, und die Flüssigkeit in eine Tasse geben.

3-Die Garnelen und die Fischsauce dazu mischen.

4-Die Champions in die Tasse schneiden.

5-Die Suppe für etwa 10 Minuten einfach köcheln lassen, bis die Garnelen gar
sind.

6-Danach den Saft der Limette in der Suppe vermengen.

7-Die fertige ketogene Suppe mit gehacktem Koriander verziehen.

Pilz-Rührei

Zubereitungszeit: 20   Minuten

Zutaten für 2 Portionen

- 350 g frische Champignons
- 1 Zwiebel
- 1 TL Schnittlauch
- 3 EL Öl
- 6 Bio-Eier
- Meersalz, Pfeffer

Zubereitung

1. Die Pilze in Scheiben schneiden. Die Zwiebel schälen und in feine Würfel schneiden. Den Schnittlauch fein hacken.
2. In einer Pfanne das Öl erhitzen und Pilze und Zwiebeln darin glasig andünsten.
3. In einer Schüssel die Eier verquirlen und mit Salz und Pfeffer würzen. Die Masse in die Pfanne geben und zu Rührei braten.
4. Den Schnittlauch über das angerichtete Rührei streuen.

Ketogener Burger mit Kräuterremoulade (ohne Brot)

Zutaten für zwei Personen

350 g grob gewolftes Beefhack

Salz

Pfeffer

1 TL gehackte Rosmarinnadeln

1 TL gehackte Thymianblättchen

1,5 EL Öl

2 EL Salatmayonnaise

2 EL saure Sahne (10 % Fett)

1 EL gehackte Petersilie

1 Tomate

2 Gewürzgurken

0,5 süße Zwiebel

25 g Rucola

2 große Blätter Eisbergsalat

2 Scheiben Cheddar

0,5 Beet Kresse

Zubereitung

Zunächst wird das Hack mit 2 TL Salz, 1 TL Pfeffer, Kräutern und 1 EL Öl verknetet, in vier gleich große Portionen aufgeteilt und zu handtellergroßen, flachen Buletten geformt. Für die Remoulade Mayonnaise wird saure Sahne und Petersilie verrührt und mit wenig Salz und kräftig Pfeffer abgeschmeckt.

Die Tomaten werden gewaschen und in gleichmäßige Scheiben geschnitten. Die Gurken werden abgetropft und ebenfalls in Scheiben geschnitten. Die Zwiebel werden nun in sehr feine Ringe geschnitten; der Rucola gewaschen und verlesen. Die Eisbergsalatblätter werden nun vorsichtig abgelöst. Jetzt zwei Teller mit Rucola auslegen und die Salatblätter wie eine Schale darauf geben.

Die Buletten werden jetzt im restlichen Öl unter Wenden 10 bis 15 Minuten braun und knusprig gebraten. Zum Schluss wird je 1 Scheibe Cheddar daraufgelegt und angeschmolzen. Die Remoulade wird schließlich auf die 4 Salatblätter verteilt und die Buletten kommen obenauf. Nun mit Tomate,

Gurke und Zwiebelringen belegen und mit Kresse bestreuen.

Nährwertangabe für das Rezept

Kcal	Kohlenhydrate	Eiweiß	Fett
550	4 g	43 g	39 g

Keto Speckbecher mit Ei (3 Portionen)

Zutaten

5 g Capicola oder Speck in Scheiben

75 g Cheddar-Käse, geschreddert (optional)

6 Eier

Prise Salz und Pfeffer

dünn geschnittenes frisches Basilikum zum Garnieren (optional)

Zubereitung

- Den Ofen auf 200 ° C vorheizen. 6 Standard-Muffin Form mit Antihaft-Kochspray besprühen.
- In jede der 6 gefetteten Vertiefungen eine Scheibe Capicola geben und eine Schüsselform bilden. Wenn Sie Käse verwenden, streuen Sie 2 Esslöffel in jede der Schüsselform, die von der Capicola gebildet werden.
- Pro Schüsselform ein geschlagenes Ei eingießen und mit Salz und Pfeffer würzen.
- Für 12 bis 14 Minuten im Ofen lassen, bis das Eiweiß sich gesetzt hat. Heiß servieren, und mit Basilikum garnieren, falls gewünscht.

2 Eierbecher pro Portion
Netto Kohlenhydrate: 3% (1 g)

Faser: 0 g
Fett: 59% (11 g)
Protein: 38% (16 g)
kcal: 171

Indisches Low Carb Curry

Zutaten für 2 Portionen:

- 250 g Putengulasch aus der Keule
- 1 Zwiebel in kleine Würfel geschnitten
- 200 g Brokkoli in mundgerechte Röschen zerteilt
- 1 rote Paprika in Stücke geschnitten
- 2 Karotten in Streifen geschnitten
- 1 kleiner Butternut-Kürbis geschält, entkernt und in mundgerechte Stücke
- 200 g geschälte Tomaten aus der Dose (alternativ 400 g und etwas Tomatenmark)
- 75 ml Gemüsebrühe leicht überwürzt
- 75 ml Kokosmilch (ohne Zusatzstoffe)
- 1 Knoblauchzehe gepresst
- 1 EL frisch geriebener Ingwer
- 1 TL Kurkuma
- 1 TL Kreuzkümmelpulver
- 1 TL Korianderpulver
- 1 TL scharfes Chili-Pulver
- 1 EL Erythritol
- 1 EL Kokosöl
- Salz & Pfeffer

Zubereitung:

1. Erwärmen Sie das Kokosöl in einem großen Topf auf mittlere Hitze und dünsten Sie die Zwiebel glasig an. Geben Sie die Gewürze hinzu und lassen alles kurz anrösten.
2. Erhöhen Sie nun die Hitze, fügen das Fleisch hinzu und lassen es kräftig anbraten.
3. Löschen Sie es anschließend mit den Tomaten und der Brühe ab und lassen alles für 45 Minuten köcheln. Lassen Sie dabei etwas Dampf austreten, damit sich die Flüssigkeit etwas reduziert.
4. Im Anschluss an die Kochzeit fügen Sie das Erythritol hinzu und rühren es unter.
5. Nun geben Sie das Gemüse dazu und lassen es weitere 10-15 Minuten unter gelegentlichem Rühren köcheln.
6. Zum Schluss rühren Sie noch die Kokosmilch unter und schmecken alles mit Salz und Pfeffer ab.
7. Das Gemüse könne Sie natürlich nach eigenem Geschmack austauschen.

Maismehl Brot

Zutaten:

- Gelb Maismehl

- Getrocknete Pilze

- Parmesan-Käse

- Butter

- Creme

- Salz

Zubereitung:

Kochen Sie am Tag vor diesem Gericht ist, um bedient zu werden, Maisgrieß sehr gründlich mit nur genug Wasser, um es sehr steif zu machen. Erweisen Sie sich Cool nur die Form der Schale, in der sie gekocht hat.

Nächsten Tag das gleiche Gericht nehmen, es butter und mit Semmelbrösel bestreuen. Schneiden Sie die Form von Maismehl in horizontale Scheiben etwa ¼ Zoll dick. Legen Sie die obere Scheibe in den Boden der Schale, wo es passt.

Punkt mit zwei oder drei kleine Stücke Butter und drei oder vier getrocknete Pilze, die wurden kochendem Wasser, übergossen und einige Zeit eingeweicht. Befeuchten Sie mit Sahne und mit geriebenem Parmesan bestreuen.

Wiederholen Sie die Scheibe durch die Scheibe bis die Form abgeschlossen ist. Am letzten setzen Scheibe nur zwei Punkte von Butter.

Legen Sie in einem gemäßigten Ofen und Backen Sie drei Stunden. Wenn am Ende dieser Zeit sollte zu viel Flüssigkeit an der Spitze abgießen dies mithilfe von für das Würzen von einem anderen Gericht wie Spaghetti, Reis oder Nudeln, und weiter kochen, bis die Flüssigkeit nicht mehr austreten.

Mandel-Kokos-Aufstrich

Zutaten für 4 Portionen:

☐   200 g Mandeln (alternativ 200g gehackte Mandeln)

☐   4 EL Kokosflocken

☐   1 TL Zimt

☐   10 EL Ahornsirup

Zubereitung:

1. Die Mandeln mit kochendem Wasser überbrühen und schälen.
2. Trocknen und klein hacken.
3. Mandeln mit Kokosflocken, Zimt und Ahornsirup verrühren.
4. Den Aufstrich in ein heiß ausgespültes, trockenes Glas füllen.
5. Hält sich etwa 1-2 Wochen im Kühlschrank.

Flammkuchen

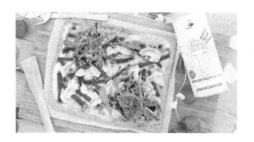

Zutaten:

300 g Le Bread Backmischung

30 g natives Kokosöl

340 ml Wasser
150 g rote Beete roh
150 g Ziegenkäse Rolle
75 g saure Sahne
20 g Walnüsse

30 g Rucola
grobes Meersalz
frisch gemahlener Pfeffer

Zubereitung:

1. Backofen vorheizen auf 200 ° Umluft.
2. Backpapier auf ein Backblech geben.

3. Die Backmischung gemäß Anleitung mit Wasser sowie Kokosöl zubereiten.
4. Sodann die Mischung auf ca. 3 mm Dicke ausrollen.
5. Nun den Teig auf das Blech legen.
6. Die saure Sahne gleichmäßig auf dem Teig verteilen.
7. Rote Beete schälen und in klein würfeln.
8. Dann über den Teig streuen.
9. Den Käse zerbröseln und über dem Teig verstreuen.
10. Nun die Nüsse grob zerhacken und auch über den Teig streuen.
11. Das Blech nun für ca. 15 Minuten backen.
12. Der Käse sollte geschmolzen sein.
13. In der Zwischenzeit den Rucola waschen und trocknen.
14. Den Flammkuchen aus dem Ofen nehmen und den Rucola darauf verteilen.
15. Zum Schluss noch mit frischem Pfeffer und Meersalz bestreuen.
16. Fertig zum Servieren.

11-Würzige gegrillte Zucchini mit Kräutern

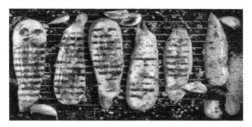

Zutaten
500 g Zucchini
6 Knoblauchzehen
1 EL Zitronenzesten, frisch gerieben
4 EL Olivenöl
4 Zweige Thymian
½ rote Chilischote
Meersalz
Pfeffer

Zubereitung

Kochzeit: ca. 20 Min

Zucchini waschen, trocknen und in lange Schnitten schneiden.
Chilischote von den Kernen trennen und zerkleinern.

Zucchinischeiben mit Öl beschmieren, danach mit Chili, Salz und Pfeffer abschmecken.

Knoblauchzehen mit der flachen Messerseite zerkleinern.
Thymian abspülen, trocken und schütteln. Grillpfanne erwärmen und die Zucchinischeiben hineinlegen. Thymian und Knoblauch hinzufügen. Bei deutlich, erkennbaren Röststreifen, sollten die Scheiben auf der zweiten Seite auch gegrillt werden.
Frische Zitronenzesten über die Zucchinischeiben legen und danach in der Grillpfanne servieren.

Keto Tassenbrot

Zubereitungszeit: 5 Minuten

Zutaten für 2 Portionen

- 1 Bio-Ei
- 100 ml Milch
- 35 g Mandelmehl
- 5 g Lupinenmehl
- 1 TL Guarkernmehl
- 1 TL Backpulver
- 1 Prise Meersalz

Zubereitung

1. Das Ei und die Milch verquirlen. Die übrigen Zutaten vermischen und zur Milch geben. Daraus einen glatten Teig rühren.
2. 1 große Tasse gut einfetten und den Teig hineinfüllen. Die Tasse in die Mikrowelle stellen und bei 800 Watt etwa 3 Minuten erhitzen. Nach jeder Minuten die Tür für kurze Zeit öffnen.
3. Das Brot auf einen Teller stürzen. Sollte es noch feuchte Stellen haben, weitere 30-60 Sekunden in der Mikrowelle erhitzen.

Ketogener Salat mit Ei und schwarzen Oliven

Zutaten für zwei Personen

2 Eier

100 g schwarze Oliven

100 g Rucola

½ Salatgurke

5 - 6 Cherrytomaten

3 EL *Olivenöl*
Thymian

Meersalz

Pfeffer

Zubereitung

Eier hart kochen. Rucola waschen und trocknen. Die Gurke und Tomaten waschen und abtropfen lassen.

Die Salatgurke in lange dünne Streifen schneiden. Tomaten und Oliven halbieren. Dann den Rucola, Gurke, Tomaten und Oliven in eine Schüssel geben und mit Öl, Thymian, Salz und Pfeffer würzen.

Den Salat in der Schüssel durchrühren und nach Bedarf noch einmal mit Thymian und Salz etwas würzen, bevor der Salat serviert wird.

Nährwertangabe für das Rezept

Kcal	Kohlenhydrate	Eiweiß	Fett
320	5,4 g	9,1 g	27,8 g

Keto-Brötchen (6 Portionen)

Zutaten

150 g Mandelmehl

5 EL (40 g) gemahlenes Psylliumschalenpulver

2 TL (10 g) Backpulver

1 TL Meersalz

2 TL Apfelessig

225 ml kochendes Wasser

3 Eier

2 EL (20 g) Sesam (optional)

Zubereitung

• Den Ofen auf 175 ° C vorheizen. Mischen Sie die trockenen Zutaten in einer großen Schüssel.
• Das Wasser zum Kochen bringen und Essig und das Eiweiß in die Schüssel geben und dabei 30 Sekunden lang mixen, bis der Teig die richtige Konsistenz hat.
• Hände anfeuchten und aus dem Teig 6 Brötchen formen. Auf ein gefettetes Backblech

legen und für 50- 60 Minuten auf den unteren Rost backen lassen.

• Die Brötchen sind fertig wenn Sie ein hohles Geräusch hören wenn Sie oben drauf klopfen.

Übersicht
1 Brötchen ist 1 Portion
Netto-Kohlenhydrate: 4% (2 g)
Faser: 6 g
Fett: 79% (13 g)
Protein: 17% (7 g)
kcal: 170

Vollkorn-Waffeln

<u>Zutaten:</u>

2 Tassen Dinkelmehl
4 Teelöffel Backpulver
2 große Eiern, geschlagen
1 ¾ Tassen Milch, 2 %
1/4 Tasse Zucker, roh
1 Teelöffel Salz
1/4 TL Zimt, gemahlen
<u>Anfahrt:</u>

1. Waffeleisen auf mittlerer Hitze vorheizen.
2. in einer großen Schüssel mischen Sie Mehl,
Backpulver, Eiern, Milch, Zucker, Salz und
Zimt.
3. den Teig in das Waffeleisen.
(4) Backen Sie, bis auf beiden Seiten getan.

Zucchini-Pizza

Zutaten für 4 Portionen:

- [ ] 1 Zucchini(ca.350 g)
- [ ] 1 Ei
- [ ] 50 g geriebenen Parmesan
- [ ] 1 EL Flohsamenschalen
- [ ] 5 EL pürierte oder stückige Tomaten
- [ ] 50 g geriebenen Mozzarella
- [ ] Salz
- [ ] Pfeffer
- [ ] Provencekräuter

Zubereitung:

1. Zucchini raspeln und in einem Küchentuch die Flüssigkeit ausdrücken.
2. Geraspelte Zucchini mit Ei, Parmesan und Flohsamenschalen mischen.
3. Backblech mit Backpapier auslegen.
4. Teig kreisförmig darauf verteilen.
5. Ofen auf 180° Umluft vorheizen und Pizza ca. 20 Min. backen.
6. Gebackenen Teig wenden.
7. Tomatensauce mit Salz, Pfeffer und den Kräutern würzen.
8. Auf dem Teig verteilen.
9. Mozzarella darüber streuen.

10. Weitere 10-15 Minuten backen.

Gaucho Keto Burger

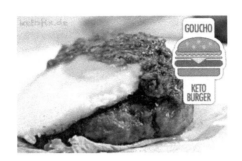

Zutaten:

BURGER
450 g Rinderhackfleisch
250 g Wurstbrät (das Innere einer Bratwurst)
30 g Schalotten gehackt, 1EL = 15g
5 g Knoblauchzehe 1 Zehe = 2,5
¼ TL Pfeffer schwarz
1 TL Salz

EIER & SALAT
200 g Spiegelei 1 Spiegelei = 50g
100 g Blattsalat (TK oder frisch) 1 großes Salatblatt
= 25g

SAUCE
100 ml Burger Pesto
Zubereitug:

1. Rührschüssel bereitstellen.
2. Das Hackfleisch in die Schüssel füllen.
3. Nach und nach alle weiteren Zutaten für die Burger zugeben und Mischung gründlich vermengen.
4. Den fertigen Burger-Teig in einer Burgerpresse – falls vorhanden – oder mit der Hand zu Burgern formen.
5. Anschließend in einer Pfanne (ca. 10 Minuten) oder auf einem Grill (ca. 15 Minuten) gut durchbraten.
6. Dabei mit einem Pfannenwender ab und an wenden.
7. Pfanne mit Öl auf dem Herd erhitzen.
8. Die Eier aufschlagen und in die Pfanne geben.
9. Wenn möglich, die Eier in einen Eiformer geben, damit dies eine runde Form erhalten.
10. Das Eigelb darf nicht beschädigt werden.
11. Die Eier in der Pfanne backen.
12. Einen Topf auf dem Herd erhitzen.
13. Den Spinat darin – bei TK-Spinat – erhitzen oder frisch zubereiten.
14. Die gebratenen Burger auf das Salatblatt legen.
15. Dann das Ei vorsichtig auf den Burger geben.
16. Zum Schluss die Pesto darüber geben.
17. Fertig ist der Burger.

5-Zucchini-Lasagne

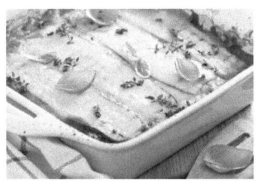

Zutaten

2 Zucchinis

250 g Rinderhackfleisch

1 Dose Tomaten (stückig)

1 EL Tomatenmark

1 Gemüsezwiebel

2 Knoblauchzehen

4 EL Käse (gerieben, fettarm)

1 EL Oregano (getrocknet)

1 EL Paprikapulver (scharf)

1 EL Chiliflocken

1 EL Basilikum (getrocknet)

Salz & Pfeffer

1 EL Curry

2 EL Mandelmus

Zubereitung

Kochzeit: ca.   20   Min

1-Den Ofen auf 200°C vorheizen.

2-Die Zucchini waschen und die Enden abschneiden. Danach dünne Ringe schneiden, ca. 0,6 cm dick und mit etwas Salz bestreuen.

3-Die Zwiebel und den Knoblauch schälen und beides in kleine Stücke schneiden.

4-Die Zwiebelwürfel in einer Pfanne anbraten, bis sie glasig werden. Bitte kein Öl hinzufügen. Wasser oder Brühe reicht aus.

5-Das Hackfleisch hinzugeben und braten. Dabei immer noch umrühren.

6-Das Fleisch mit etwas Salz, Pfeffer, Tomatenmark, Basilikum, Chiliflocken, Curry, Oregano, den stückigen Tomaten und Paprikapulver würzen. Die Pfanne von der Herdplatte nehmen, um alles gründlich vermischen zu können.

7-Zwei EL Mandelmus mit dem Wasser in eine Schale geben und eine Prise Salz und Pfeffer hinzugeben.

8-Eine Auflaufform vorbereiten und den Boden mit Zucchini streifen auslegen, um darauf eine Schicht der Hack-Tomatensoße geben zu können. Die dritte Schicht ist die Mandelmus-Mischung.

9-2-3 EL über die Lasagne geben und diesen Vorgang wiederholen.

10-Die Lasagne mit dem Käse bestreuen. Wenn noch etwas von der Mandelmus-Mischung übrig ist, dann auf der Lasagne verteilen.

11-Die Lasagne ca. 20 Minuten backen lassen, bis eine goldbraune Kruste entsteht.

Biergarten-Salat

Zubereitungszeit: 30   Minuten

Zutaten für 4 Portionen

- 400 g Radieschen
    - Meersalz
- 350 g Weißwurst
- 2 rote Zwiebeln
- 2 Gewürzgurken
- 3 EL süßer Senf
- 4 EL Weinessig
- 8 EL Rapsöl
- Pfeffer aus der Mühle
- 1 Bund Schnittlauch

Zubereitung

1.   Die Radieschen putzen und in dünne Scheiben schneiden. Dann in einer Schüssel leicht mit Salz bestreuen und etwa 15 Minuten ziehen lassen.

2.   Inzwischen die Wurst in heißem Wasser 5-7 Minuten gar ziehen lassen. Dann pellen und in Scheiben schneiden.

3.   Die Zwiebeln schälen und in feine Ringe schneiden. Die Gurken in dünne Scheiben schneiden.

4.   Aus Senf, Essig, Öl und Pfeffer ein Dressing rühren. Den Schnittlauch in feine Röllchen schneiden und mit dem Dressing vermischen.

5.   Nun alle Zutaten in einer Salatschüssel vermischen, noch einmal abschmecken und für ca. 15-20 Minuten ziehen lassen.

Keto Buttercream (4 Portionen)

Zutaten

225 g ungesalzene Butter bei Raumtemperatur

2 TL Vanilleextrakt

1½ TL gemahlener Zimt

1 - 2 Teelöffel (4 - 8 g) Erythritol (optional)

Zubereitung

- ¼ der Butter in einem kleinen Topf erhitzen, bis sie die Bernstein Farbe annimmt.
- Die braune Butter in ein geeignetes Glas geben und den Rest der Butter mit einem Handmixer Stück für Stück verquirlen.
- Gegen Ende geben Sie Zimt und optionalen Süßstoff hinzu.

Übersicht pro Portion
Netto-Kohlenhydrate: 1% (1 g)
Faser: 1 g
Fett: 99% (46 g)
Protein: 1% (1 g)
kcal: 412
Tipp: Fügen Sie der Creme alles hinzu, was Sie möchten - Kakaopulver, Kardamom, gemahlener Kaffee, Orangen- oder Limettenschalen. Oder

auch frische Früchte wie Himbeeren oder Blaubeeren.

Ketogene Monte Cristo Sandwich

Zutaten:

- 6-Keto-Cremes-Käse-Pfannkuchen

- 4 Scheiben Schinken

- 4 Scheiben der Türkei

- 2 Tassen geriebener Schweizerkäse

- Niedrige-Carb / Sirup ohne Zucker

Schritte:

Montieren Sie das Sandwich durch Stapeln der p'ancake, Schinken, Käse, ein weiterer Pfannkuchen, Türkei, eine andere Pfannkuchen. Nieselregen Sie mit Sirup vor dem servieren. Viel Spaß!

Gratinierte Zucchini Fächer

Zutaten für 4 Portionen

- [ ] 8 mittlere Zucchini
- [ ] Salz, schwarzer Pfeffer aus der Mühle
- [ ] 4 Dinkel Toastbrotscheiben
- [ ] 4 EL frisch geriebenen Parmesan
- [ ] ½ Bund Basilikum
- [ ] 60-80 ml Olivenöl

Zubereitung:

1. Die Zucchini waschen und der Länge nach fächerartig sechs- bis siebenmal ein- aber nicht durchschneiden. Anschließend in eine große Gratinform legen und auseinander drücken. Mit Salz und Pfeffer würzen.
2. Die Toastscheiben fein hacken und mit dem Parmesan mischen. Die Basilikumblätter in feine Streifen schneiden und hinzufügen.
3. Alles über die Zucchini streuen und diese großzügig mit Olivenöl beträufeln. Im auf 200°C vorgeheizten Ofen auf der zweituntersten Schiene etwa 20 Minuten backen.

Green Curry

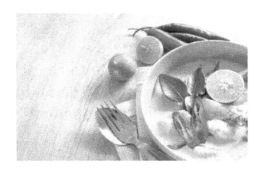

Zutaten:

300 ml Kokosmilch
250 gHähnchen
½ St.Zucchini
3 St. Thai Auberginen (oder ½ normale)
½ St. Grüne Paprika
8 Röschen Brokkoli
2 St. Kaffir-Limettenblätter

1 Bund Thai Basilikum

1 St. Chillischote
2 EL Erdnussöl

1 ELgrüne Curry Paste

½ EL Sojasauce (am besten ungezuckert und ohne Weizen)

½ EL Fischsauce

1 EL Xucker (optional)

Zubereitung:

1. Pfanne mit Öl auf dem Herd erhitzen.
2. Huhn waschen und in kleine Würfel schneiden.
3. Die Zucchini zusammen mit den Auberginen, Paprika und dem Brokkoli ebenfalls waschen und in kleine Würfel schneiden.
4. Die Chillischote in feine Stückchen schneiden.
5. Basilikum klein schneiden.
6. Kaffir-Limettenblätter klein schneiden.
7. Nun die Curry Paste in die warme Pfanne geben.
8. Dann ein wenig Kokosmilch (ca. 50 ml) dazugeben.
9. Danach das Huhn zusammen mit dem Gemüse und dem Chili in die Pfanne geben.
10. Alles vermischen und ca. 5 Minuten angaren.
11. Gelegentlich umrühren.
12. Dann weitere ca. 150 ml der Kokosmilch sowie die Fisch- und Sojasoße untermischen.
13. Je nach Geschmack etwas Zucker beigeben und weiter erhitzen.
14. Sodann die Kaffir-Limettenblätter beifügen und gut verrühren.
15. Die restliche Kokosmilch zufügen.
16. Alles nun ca. 8 Minuten köcheln lassen.

17. Ca. 1 Minute, bevor das Curry aus der Pfanne genommen wird, werden die Thai-Basilikumblätter untergemischt.
18. Zum Servieren in eine Schale füllen und mit Limettenscheibe und Basilikumblatt garnieren.

Kirsch-Joghurt Bowl mit Kokos und Kakaonibs

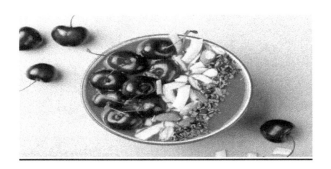

Zutaten

200 g Joghurt

100 g frische Kirschen

10 g Kakaonibs

10 g Mandeln

20 g Kokoschips

Agavendicksaft nach Bedarf

Zubereitung

Arbeitszeit: ca. 15 Min

Kirschen waschen, einige für das Topping beiseite legen, den Rest in zwei Teile schneiden und entsteinen.

Die entkernten Kirschen mit dem Joghurt in einen Mixbecher legen und mit dem Stabmixer fein hacken.

Die Mischung mit Agavendicksaft, je nach Süße der

Kirschen, abschmecken, danach auf einen Teller geben.

Mandeln grob hacken und mit den restlichen Kirschen, Kakaonibs und Kokoschips auf dem Kirsch-Joghurt Bowl servieren.

Keto Pizza mit Pilzen und Pesto

Zutaten
Pizzateig

2 Eier

125 ml Mayonnaise

100 g Mandelmehl

1 EL (8 g) gemahlenes Psylliumschalenpulver

1 TL (5 g) Backpulver

½ TL Salz

Belag

50 g Pilze

1 EL grünes Pesto

2 EL Olivenöl

125 ml saure Sahne oder Crème fraîche

75 g geschredderten Käse

Prise Salz und Pfeffer

Zubereitung

- Den Ofen auf 175 ° C vorheizen.

- Eier und Mayonnaise verquirlen. Fügen Sie die restlichen Zutaten hinzu und vermischen Sie sie gut. Lassen Sie die Mischung für 5 Minuten ruhen.
- Mit einem leicht geölten Nudelholz oder Spachtel den Teig auf ein mit Backpapier ausgelegtes Backblech verteilen.
- 10 Minuten backen, bis die Kruste goldbraun ist. Aus dem Ofen nehmen und einige Minuten abkühlen lassen. Drehen Sie die Kruste um und entfernen Sie das Pergamentpapier.
- Die Pilze in dünne Scheiben schneiden und mit Pesto und Olivenöl in einer Schüssel vermischen. Mit Salz und Pfeffer würzen und gut vermischen.
- Eine Schicht Sauerrahm (oder Crème Fraiche) auf die Kruste verteilen. Mit Käse und der Pilzmischung belegen.
- Legen Sie die Pizza wieder auf das Backblech (mit Backpapier) und für 5-10 Minuten wieder in den Ofen geben bis der Käse geschmolzen ist. Stellen Sie sicher, dass die Kanten nicht zu viel Farbe bekommen.
- Mit einem frischen Salat servieren.

Übersicht pro ½ Pizza pro Portion
Netto Kohlenhydrate: 3% (7 g)
Faser: 4 g
Fett: 88% (110 g)

Protein: 10% (27 g)
kcal: 1147

Leckere Sonntagsbrötchen

4 Portionen

Vorbereitung 5 Minuten

Zubereitung 40 – 50 Minuten

210 g gemahlene und blanchierte Mandeln

½ Päckchen Backpulver

4 Eiweiß

1 TL Salz

200 ml heißes Wasser

35 g gemahlene Flohsamenschalen

1. Heizen Sie den Ofen auf 175°C Umluft vor, während Sie den Teig zubereiten. So können Sie die Brötchen direkt backen, sobald der Teig fertig ist.

2. Vermischen Sie alle trockenen Zutaten gründlich in einer Schüssel und fügen Sie dann das Eiweiß hinzu. Das Eiweiß muss nicht aufgeschlagen werden, sondern kann einfach hinzugegeben werden.

3. Alle Zutaten gut verrühren und dabei nach und nach das heiße Wasser hinzufügen. Achten Sie darauf, dass das Wasser wirklich extrem heiß ist, um einen perfekten Teig zu erhalten. Nach und nach gelangt der Teig zu seiner richtigen Konsistenz.

4. Teilen Sie den Teig in vier gleiche Teile und formen Sie daraus Brötchen. Diese legen Sie auf ein mit Backpapier ausgelegtes Blech und schieben sie in den vorgeheizten Backofen.

5. Die Brötchen müssen bei 175°C etwa 40 – 50 Minuten backen, bis sie den gewünschten Bräunungsgrad erreicht haben. Guten Appetit!

Ketogene Mascarpon Brokkoli Grain-free Pizza

Zutaten:

- 1 EL Knoblauch Olivenöl
- 1/3 Tasse gedämpft und gehackt Brokkoli
- 1 Tasse geraspelte Pizzakäse
- 1/4 Tasse Mascarpone Käse
- 1 Tasse geraspelte Mozzarella-Käse
- 1 EL Sahne
- 1 TL gehackter Knoblauch
- 2 El ghee
- 1/8 TL Zitronensaft Pfeffer würzen
- 2 Prisen Salz
- Rasierte Asiago Käse nach Geschmack

Schritte:

1. Fügen Sie Olivenöl in einer Pfanne bei mittlerer Hitze. Fügen Sie dann Pizza-Käse-Mischung, um einen Kreis zu bilden.

(2) dump den Mozzarella obendrauf beim Erstellen eines Kreises. Kochen sie für 4 Minuten, bis sie eine Kruste bilden. Schieben Sie die Kruste und abkühlen Sie lassen.

3. Fügen Sie die Sahne, Knoblauch, Zitrone, Schmalz oder Ghee und Käse in die heiße Pfanne geben. 5 Minuten kochen lassen. Legen Sie die Hälfte dieser Mischung auf die Kruste.

4. Fügen Sie den Brokkoli zu den restlichen Mischung und Kochen noch 1 Minuten.

5. Fügen Sie diese Mischung auf die Pizza. Top mit Asiago Käse.

Schnellkochtopf Huhn

Für 8 Personen

<u>Zutaten</u>: 6 Knoblauchzehen, geschält 1/2 Teelöffel Meersalz, 2 EL Zitronensaft,
1/4 Teelöffel frisch gemahlener schwarzer Pfeffer,
1 TL getrockneter Thymian,
1 1/2 Tassen Hühnerbrühe, 1 TL Paprika, 1 EL organisches reines Kokosnussöl, 1,5kg Hähnchenbrust

<u>Zubereitung</u>:

1. Mischen Sie Thymian, Paprika, Pfeffer und Salz in einer kleinen Schüssel. Reiben Sie die Würze über das ganze Huhn.
 2. Geben Sie Öl in den Instant-Topf und drücken Sie dann die Saute (anbraten9 Taste. Das Hähnchen mit der Brustseite nach unten geben und etwa 6 bis 7 Minuten kochen lassen.
3. Das Geflügel wenden und die Brühe, Knoblauchzehen und Zitronensaft hinzufügen. Verriegeln Sie den Deckel und kochen Sie 25 Minuten lang mit manuellem Hochdruck.
 4. Lassen Sie den Druck nach Ablauf der Zeit auf natürliche Weise ab und öffnen Sie dann den

Deckel. Servieren und genießen.

Nährwertangaben für Rezept: Kalorien 4132,
Kohlenhydrate 8,32 gr, Fett 302gr, Protein
326,84gr

Eierspeise mit Lachs, in Kokosöl gebraten

Arbeitszeit: ca. 15 Min.
ca. 23 g Fett, ca. 20 g Eiweiß, ca. 1 g
Kohlenhydrate

Zutaten (1 Person)
2 mittelgroße Eier
30 g Räucherlachs
1 EL frischer Schnittlauch
1 TL frischer Dill
2 ml Wasser
2 Prisen Salz
2 Prisen Pfeffer
1 TL Kokosöl

Zubereitung
Zu Beginn schneiden Sie den Lachs in kleine
Stücke.

Nehmen Sie anschließend eine kleine Pfanne her
und geben Sie das Kokosöl hinein. Nun erhitzen
Sie es, bis es geschmolzen ist.

Dann schlagen Sie beide Eier in die Pfanne und
lassen sie unter Rühren stocken. Sobald das der
Fall ist, heben Sie noch die Kräuter und den Lachs

154

unter. Nach weiteren 5 Minuten auf hoher Temperatur sollte die Eierspeise fertig sein.

Ab auf den Teller damit und mit den Gewürzprisen verfeinern.

Guten Appetit!

Hähnchen mit gerösteten Gemüse

Zutaten für 2Portionen:

- ☐ 2 kleine Zucchini in grobe Stücke geschnitten
- ☐ 2 rote Zwiebel geviertelt
- ☐ 10 braune Champignons halbiert
- ☐ 2 rote Spitzpaprika (alternativ normale Paprika)
- ☐ 2 Hähnchenkeule am Gelenk zerteilt
- ☐ Gewürze
- ☐ Olivenöl

Zubereitung:

Geben Sie die Hähnchenteile in eine Marinade aus einem guten Curry, Rosenpaprika, Kräuter, Chiliflocken, Salz und Pfeffer etc. und etwas Olivenöl und lassen Sie diese für mehrere Stunden ziehen.

Im Anschluss heizen Sie den Backofen auf 180 Grad Umluft vor.

Geben Sie das grob geschnittene Gemüse auf ein tiefes Backblech, in eine große Auflaufform oder einen flachen Bräter und vermischen Sie alles gut.

Würzen Sie das Gemüse mit den gleichen Gewürzen wie bei der Hähnchenmarinade kräftig, geben Sie das Olivenöl über die gewürzte Gemüsemischung drüber und mischen Sie alles mit einem Pfannenwender noch mal gut durch.

Legen Sie nun die gewürzten Hähnchenteile auf das Gemüse und geben Sie alles für 40 Minuten in den Ofen.

ketogenes Brot

½ Tasse Mandelmehl

2 Esslöffel Kokosmehl

¼ Tasse Leinsamen

1 ½ Teelöffel Backpulver und Salz zu einem Teig
verarbeiten (kneten), 5 Eier, ¼ Tasse Kokosöl, 1
Esslöffel Honig und 1 Esslöffel Apfelessig
hinzufügen und erneut verkneten, Teig in
gefettete Backform legen und bei 180 Grad ca. 40
min. backen

Omelett mit Käse und Salami

2 Portionen

Zutaten:

6 Scheiben Salami

2 Stangen Koriander

etwas frischer Schnittlauch

2 TL Butter

etwas Salz und Pfeffer

3 Eier

2 EL Schlagsahne

50 g Parmesan

50 g Gouda

1. Zuerst den Käse in grobe Streifen reiben und dann beide Käsesorten mischen. Die Eier aufschlagen und mit der Sahne mischen. Dann den Teig mit Pfeffer und einer Prise Salz abschmecken.

2. Dann 1 TL der Butter abnehmen und diese in einer Pfanne zum Schmelzen bringen. Die Hälfte des Käses dazugeben und diesen zugedeckt für kurze Zeit schmelzen lassen.

3.Den halben Teil der Eiermasse zum Käse in die Pfanne kippen und wenige Minuten stocken lassen. Dann 3 Scheiben Salami auf eine Hälfte des Omeletts legen und zuklappen.

5. Das Omelett bei zugedeckter Pfanne für jeweils 2 Minuten auf Ober- und Unterseite backen. Währenddessen den Schnittlauch in feine Stückchen zerteilen diese über das fertige Omelett streuen. Für das zweite Omelett genauso verfahren.

Paprika Tomatensuppe

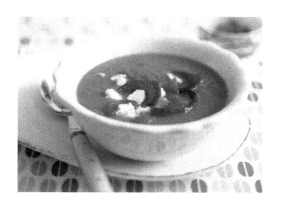

Zutaten:

½ Glas geröstete Paprika

1 Zwiebel

1 Knoblauchzehe

75 g Cabanossi

1 EL Öl

½ EL Tomatenmark

½ Dose (850 ml) Tomaten

½ EL Gemüsebrühe (instant)

½ rote Paprikaschote

100 g Feta

Salz, Pfeffer

Zucker

Paprika edelsüß

Zubereitung:

Die geröstete Paprika aus dem Glas nehmen und gut abtropfen lassen.

Topf auf dem Herd erhitzen.

Cabanossi in dünne Scheiben schneiden.

Wurst in den Topf geben und kurz anbraten.

Danach herausnehmen und zur Seite legen.

Nun die Zwiebel und den Knobi schälen und fein würfeln.

Danach in etwas Öl im Topf anschwitzen.

Nun das Tomatenmark unter die Zwiebeln mischen.

Kurz andünsten und sodann mit den Tomaten aus der Dose inklusive dessen Saft ablöschen.

Anschließend ca. ¼ Liter Wasser zugeben.

Dann die geröstete Paprika und die Brühe in den Topf zugeben.

Das Ganze dann ca. 5 Minuten köcheln lassen.

Zwischenzeitlich die frische Paprika waschen, entkernen und in feine Würfel schneiden.

Nunmehr die Suppe fein pürieren.

Danach die Cabanossi-Stücke sowie die Paprika Würfel in die Suppe geben und warm werden lassen.

Zum Servieren die Suppe in kleine Schalen füllen.

Zur Dekoration den Käse zerbröseln und darüber streuen.

Ein bisschen Basilikum passt auch hervorragend dazu.

Gefüllte Paprika

Eine gefüllte Paprika ist ohne Probleme auch in vegetarischer Ausführung möglich und passt sehr gut in die ketogene Ernährung. Das klassische Gericht aus dem Ofen ist schnell zubereitet und schmeckt das ganze Jahr über.

Zutaten für 2 Portionen (oder 1 größere):

— 150 Gramm Paprika
— 100 Gramm Feta
— 10 bis 20 Gramm Olivenöl
— 20 bis 30 Gramm Pinien- oder Sonnenblumenkerne
— Koriander, Petersilie, der Saft einer halben Zitrone

Zubereitung:

Im ersten Schritt den Backofen auf 200 Grad vorheizen und die Paprika entkernen und halbieren. Die Paprika dann 15 Minuten bei 200 Grad in ein wenig Wasser backen.

164

Den Feta, die Petersilie und den Koriander klein schneiden. Alles zusammen mit dem Öl und dem Zitronensaft gut vermengen. Jetzt kommen die Pinien- oder Sonnenblumenkerne dazu. Am Ende soll eine geschmeidige Masse entstehen. Nach Wunsch können mehr Kerne oder etwas mehr Öl genommen werden.

Die Masse in die Paprikahälften füllen und nochmal für 10 Minuten im Backofen backen.

Aal-Avocado-Salat

Zubereitungszeit: 15 Minuten

Zutaten für 2 Portionen

125 g geräucherter Aal

150 g reife Avocado

1 TL Pariser Pfeffer

Meersalz

Olivenöl

Zitronensaft

Zubereitung

Den Aal häuten und ggf. grobe Gräten entfernen. Die Avocado halbieren, entsteinen und dann aus der Schale auslösen. Dann in feine Würfel schneiden.

Nun Aal und Avocado in einer Schüssel mit dem Pariser Pfeffer vermischen, dann nach Geschmack mit Salz, Öl und Zitronensaft abschmecken.

Den Salat kurz durchziehen lassen und genießen.

Keto Thunfisch Wraps (4 Portionen)

Zutaten

225 g Blumenkohl

175 g geriebener Käse

1 Ei

1 Eiweiß

2 EL leichtes Olivenöl

1 EL getrocknete Petersilie

½ Teelöffel gemahlener Kreuzkümmel (optional)

½ Teelöffel Salz

¼ TL gemahlener schwarzer Pfeffer

1 - 2 TL gemahlenes Flohsamenschalenpulver

Füllung

4 Eier (hart gekocht)

225 g (250 ml) Hüttenkäse

125 ml Mayonnaise

1 EL Wasabi Paste

½ Teelöffel Chili Flocken

275 g Thunfisch in Olivenöl

200 g Kohlrabis

50 g Erbsensprossen

Salz und gemahlener schwarzer Pfeffer, nach Geschmack

Zubereitung

Den Ofen auf 175 ° C vorheizen. Den Blumenkohl in kleinere Stücke teilen und mit einer Küchenmaschine in Krümel zerkleinern.

Die restlichen Wrap-Zutaten hinzufügen und zu einem glatten Teig vermischen. 5-10 Minuten ziehen lassen.

Den Teiges auf einem Backblech mit Backpapier auslegen (5 mm dick).

15 Minuten pro Seite backen oder bis beide Seiten goldbraun sind. Aus dem Ofen nehmen und in einzelne Portionen schneiden und kalt werden lassen.

Füllung

Die Eier pellen und scheiben oder Würfel schneiden, den Kohlrabi grob reiben

Für den Quark Mayonnaise, Wasabi Paste und Chili vermischen. Mit Salz und Pfeffer würzen.

Verteilen Sie die Füllungen auf die Wraps, nicht vergessen das Zusammenklappen und viel Spaß beim Genießen!

Übersicht pro Wrap

Netto Kohlenhydrate: 5% (9 g)

Faser: 5 g

Fett: 69% (55 g)

Protein: 26% (46 g)

kcal: 727

Kakao-Keto-Smoothie

Gesunde Smoothies sind der ultimative Genuss für unterwegs, besonders zum Frühstück. Leider sind die meisten Smoothies, die Sie an einer erhalten voll mit Zucker. Mit ein wenig Kreativität können Sie jedoch ein süßen Smoothie-Geschmack genießen, ohne unnötigen Zuckerzusatz. Dieser ketofreundliche Smoothie ist auch der ultimative Nährstoff-Punsch. Die Basis enthält MCTs aus Kokosmilch, und Protein, Ballaststoffe und gesunde Fette werden aus Proteinpulver, Chiasmen, Mandelbutter, Beeren und Avocado gewonnen.

- 240 ml Kokosnussmilch

- 2 EL Kakaopulver

- 1/2 Avocado

- 2 EL Mandelbutter

- 1/2 Chiasamen

- 1/2 Tasse Eis (zerkleinert oder gewürfelt)

- 60 ml Wasser

- Optional: Zimt, Beeren nach Wahl

Zubereitung:

Alle Zutaten mit einem Mixer mischen

Solange mischen bis das Eis zerkleinert ist

Zuletzt noch den Zimt und die Beeren Ihrer Wahl dazugeben.

Keto BLT mit Wolkenbrot

*BLT (Bacon, Lettuce & tomato) = Speck, Salat & Tomate

Nährwerte:

Kohlenhydrate: 6 g

Fett: 71 g

Protein: 58 g

kcal: 911

Vorbereitungszeit:

10 Minuten

Kochzeit:

30 Minuten

Zutaten:

(1 Person)

¾ Ei

120 g Frischkäse

¼ Prise Salz

1–8 Esslöffel (1 g) gemahlenes Psylliumschalenpulver

1 bis 8 Teelöffel (0,6 g) Backpulver

1 bis 10 TL Weinstein (optional)

Zubereitung:

1.) Ofen auf 150 ° C vorheizen.

2.) Trennen Sie die Eier. Geben Sie das Eiweiß in eine Schüssel und das Eigelb in eine andere.

3.) Eiweiße zusammen mit Salz (und Weinsteinsahne, nach Bedarf) alles steif schlagen. Vorzugsweise mit einem elektrischen Handmixer.

4.) Das Eigelb zum Frischkäse hinzufügen und gut mischen.

5.) Geben Sie das Eiweiß vorsichtig in die Eigelbmischung.

6.) Legen Sie 8 Wolkenbrotstücke auf ein mit Papier ausgekleidetes Backblech

7.) In der Mitte des Ofens etwa 25 Minuten backen, bis sie goldgelb sind.

BLT bauen

1.) Den Speck in einer Pfanne bei mittlerer Hitze knusprig braten.

2.) Legen Sie die Wolkenbrotstücke mit der Oberseite nach unten.

3.) Verteilen Sie jeweils 1–2 Esslöffel Mayonnaise

Herzhafte Frühstücks- Muffins

371 kcal | 4g Kohlenhydrate | 19g Fett | 23g Eiweiß
(pro Portion)

Zutaten für 4 Portionen

6 Eier

100 g Kochschinken

100 g Reibekäse

1-2 Frühlingszwiebeln

1 TL Pesto

etwas Butter

<u>Zubereitung:</u>

Als Erstes den Backofen auf 180 Grad vorheizen.

Danach die Frühlingszwiebeln putzen und in kleine
Ringe schneiden.

Dann den Kochschinken klein würfeln.

Die Eier in eine Rührschüssel schlagen und mit dem Reibekäse und dem Pesto verquirlen.

Eine Muffin-Form einfetten und die Eimasse hineingeben. Frühlingszwiebeln und Kochschinken auf die Eimasse geben und in der Form für 25 Minuten backen.

Suppe mit Curry und Garnelen

2 Portionen

Vorbereitung 20 Minuten

Zubereitung 20 Minuten

Salz und Pfeffer

50 g Sahne

100 g Kokosmilch

2 TL Currypulver

½ Limette

3 EL Kokosöl

400 ml Gemüsebrühe

2 Stangen Staudensellerie

½ Stange Lauch

½ rote Paprika

1 Möhre

8 tiefgefrorene Riesengarnelen

1. Tauen Sie in der Vorbereitung zunächst die Riesengarnelen nach Packungsanweisung auf und waschen Sie diese dann mit kaltem Wasser gründlich ab. Stecken Sie jeweils vier der Garnelen auf einen Schaschlikspieß.

2. Schälen Sie die Möhre und entfernen Sie die Kerne aus der Paprika. Putzen Sie Lauch und Sellerie gründlich und schneiden Sie dann das ganze Gemüse in kleine Würfel.

3. Schwitzen Sie die Gemüsewürfel mit 1 EL Kokosöl in einer Pfanne kurz an und gießen Sie alles mit der Gemüsebrühe auf. Lassen Sie alles bei starker Hitze aufkochen und geben Sie schließlich das Currypulver hinzu. Nun die Suppe für etwa 10 Minuten bei mittlerer Hitze weiter köcheln lassen.

4. Waschen Sie die Limette und reiben Sie die Schale ab. Geben Sie Schale und Saft zusammen mit der Kokosmilch sowie der Sahne in die Suppe. Die Suppe sollte jetzt nur noch warmgehalten und mit Salz und Pfeffer abgeschmeckt werden.

5. Die Garnelen mit Salz und Pfeffer würzen und im restlichen Kokosöl scharf etwa 1 Minuten von jeder Seite anbraten. Jeweils einen Spieß mit der Suppe servieren.

Knoblauch Zucchini Aglio e Olio

<u>Zutaten:</u>

- 2 Tassen Zucchini Nudeln
- 1 EL Knoblauch Olivenöl
- 1 EL gehackte rote Paprika
- 3 El gesalzene butter
- 1 EL frisch gehacktes Basilikum
- 1/4 Tasse geriebener Parmesan
- 1 EL gehackter Knoblauch
- 1 TL Chilipulver
- 1/4 Tasse rasiert Asiago Käse
- Salz und Pfeffer abschmecken.

<u>Schritte:</u>

1. die Butter schmelzen, fügen Sie ein wenig Olivenöl und den Knoblauch bei mittlerer Hitze. Fügen Sie die Paprika und die getrocknete Paprikaflocken und kochen für 1 Minuten. Werfen

Sie den Zoodles und kochen für nur 2 Minuten. Schalten Sie die Hitze.

2. übertragen Sie die Zoodles in eine Platte, werfen die Basils, und oben mit Parmesan. Fügen Sie mit Asiago Käse, wenn gewünscht.

CPSIA information can be obtained
at www.ICGtesting.com
Printed in the USA
BVHW081512070521
606759BV00009B/1705